Александр Захаренко (ред.)
Александр Каляда

# Анализ потребления антибиотиков для лечения пневмонии в стационаре

AF153147

Александр Захаренко (ред.)
Александр Каляда

# Анализ потребления антибиотиков для лечения пневмонии в стационаре

LAP LAMBERT Academic Publishing

## Impressum / **Выходные данные**

Bibliografische Information der Deutschen Nationalbibliothek: Die Deutsche Nationalbibliothek verzeichnet diese Publikation in der Deutschen Nationalbibliografie; detaillierte bibliografische Daten sind im Internet über http://dnb.d-nb.de abrufbar.

Alle in diesem Buch genannten Marken und Produktnamen unterliegen warenzeichen-, marken- oder patentrechtlichem Schutz bzw. sind Warenzeichen oder eingetragene Warenzeichen der jeweiligen Inhaber. Die Wiedergabe von Marken, Produktnamen, Gebrauchsnamen, Handelsnamen, Warenbezeichnungen u.s.w. in diesem Werk berechtigt auch ohne besondere Kennzeichnung nicht zu der Annahme, dass solche Namen im Sinne der Warenzeichen- und Markenschutzgesetzgebung als frei zu betrachten wären und daher von jedermann benutzt werden dürften.

Библиографическая информация, изданная Немецкой Национальной Библиотекой. Немецкая Национальная Библиотека включает данную публикацию в Немецкий Книжный Каталог; с подробными библиографическими данными можно ознакомиться в Интернете по адресу http://dnb.d-nb.de.

Любые названия марок и брендов, упомянутые в этой книге, принадлежат торговой марке, бренду или запатентованы и являются брендами соответствующих правообладателей. Использование названий брендов, названий товаров, торговых марок, описаний товаров, общих имён, и т.д. даже без точного упоминания в этой работе не является основанием того, что данные названия можно считать незарегистрированными под каким-либо брендом и не защищены законом о брендах и их можно использовать всем без ограничений.

Coverbild / Изображение на обложке предоставлено: www.ingimage.com

Verlag / Издатель:
LAP LAMBERT Academic Publishing
ist ein Imprint der / является торговой маркой
OmniScriptum GmbH & Co. KG
Heinrich-Böcking-Str. 6-8, 66121 Saarbrücken, Deutschland / Германия
Email / электронная почта: info@lap-publishing.com

Herstellung: siehe letzte Seite /
Напечатано: см. последнюю страницу
**ISBN: 978-3-659-58798-6**

Copyright / АВТОРСКОЕ ПРАВО © 2014 OmniScriptum GmbH & Co. KG
Alle Rechte vorbehalten. / Все права защищены. Saarbrücken 2014

# Содержание

## Сокращения

| | |
|---|---|
| АБП | антибактериальный препарат |
| АБТ | антибактериальная терапия |
| АГ | артериальная гипертензия |
| АД | артериальное давление |
| АТО | Американское торакальное общество |
| АМП | антимикробной препарат |
| ВОЗ | Всемирная организация здравоохранения |
| ВП | внебольничная пневмония |
| ЕРО | Европейское респираторное общество |
| ИБС | ишемическая болезнь сердца |
| КИ | клиническое исследование |
| КЭА | клинико-экономический анализ |
| ЛС | лекарственное средство |
| ЛП | лекарственный препарат |
| ЛПУ | лечебно-профилактическое учреждение |
| МНН | международное непатентованное название |
| ОГК | органы грудной клетки |
| ОРИТ | отделение реанимации и интенсивной терапии |
| ООН | Организация объединенных наций |
| РАМН | Российская академия медицинских наук |
| РБ | Республика Беларусь |
| РФ | Российская Федерация |
| СНГ | Содружество независимых государств |
| СОЭ | скорость оседания эритроцитов |
| США | Соединенные Штаты Америки |
| ХОБЛ | хроническая обструктивная болезнь легких |
| ЧД | частота дыхания |
| ЧСС | частота сердечных сокращений |
| ABC-анализ | activity-based costing - оценка по объемам затрат |
| ATS | American Thoracic Society |
| IDSA | Infectious Diseases Society of America |
| DDD | Defined Daily Dose - определенная ежедневная доза |
| VEN-анализ | vital-essential-nonessential - оценка по жизненной важности |

3

**Предисловие**

Системы здравоохранения разных стран роднит, как минимум, одна дилемма – это несоответствие между ростом возможных альтернатив фармакотерапии с одной стороны и ограниченностью финансовых ресурсов с другой. Эти слова правомочны и тогда, когда полемика идет о такой группе лекарственных препаратов, как антибиотики. Антибактериальные препараты (АБП), являясь одним из революционных открытий 20 века, помогли спасти миллионы человеческих жизней. Антибиотики стали надежной защитой человечества в борьбе с различными инфекциями и подтвердили неоспоримую ценность научных исследований для обеспечения охраны здоровья населения. Однако, уже начиная с конца 60-х годов прошлого столетия, появились первые данные о штаммах микроорганизмов резистентных к пенициллину. Сопоставление данных по применению антибиотиков и формированию резистентности, позволило выявить прямую зависимость, т.е. чем больше антибиотиков потребляют в том или ином регионе, тем выше уровень устойчивости основных патогенов инфекционных заболеваний. Проблема на рубеже веков приобрела глобальный характер и стала предметом ряда крупных исследований (Alexander Project, PROTECT, SOAR).

Актуальность приобретенной резистентности определяется (доклад Всемирной организации здравоохранения (ВОЗ), 2014):

– невозможность управлять течением инфекционного заболевания;

– неблагоприятные исходы;

– эскалация антибиотикотерапии;

– увеличение койко-дня;

– соматические осложнения / инвалидизация;

– рост прямых и не прямых медицинских затрат;

– снижение активности в области разработки новых антибиотиков;

Ввиду того, что показания для применения антибиотиков постоянно расширяются, что ведет к еще более широкому использованию препаратов данных групп во всем мире, а стоимостные емкости рынков антибактериальных препаратов неуклонно растут, все это приводит к формированию своеобразного порочного круга, более похожего на финансовые «пузыри»: рост уровня антимикробной устойчивости > дальнейший рост потребления антибиотиков > рост уровня перекрестной антимикробной устойчивости > дальнейший рост финансовых затрат на антибиотикотерапию. Соответственно, по аналогии с последствиями лопания биржевых пузырей, предсказать дальнейшее развитие ситуации, связанной с неуклонным ростом уровня резистентности микроорганизмов к антибиотикам не возможно.

Большинство ведущих специалистов и организаций в области антибактериальной химиотерапии и эпидемиологии предлагают следующие подходы для контроля ситуации антимикробной резистентности:

– ограничение использования антибиотиков и их ротация;

– проведение целенаправленного эпидемиологического надзора;

– соблюдение принципов изоляции при инфекциях;

– образование медицинского персонала;

– реализация программ административного контроля;

– двустороннее взаимодействие между микробиологами и клиницистами;

Современный рынок антибиотиков представляет собой достаточно сложную, постоянно растущую экономическую конструкцию с достаточно высокими темпами прироста производства, продаж и показателями рентабельности. По данным компании BusinesStat, с 2007 по 2011 гг. объем рынка антибиотиков в Российской Федерации (РФ) вырос на 113% – с 14,2 до 30,2 млрд. руб. Стоимостный объем продаж антибиотиков рос темпами, опережающими рост рынка в натуральном выражении. Опережение было обусловлено быстрым ростом цен на антибиотики: с 2007 по 2011 гг. средняя цена 1 упаковки антибиотиков выросла на 74% – с 58,8 до 102,3 руб. В 2011 году продажи антибиотиков выросли на 7,1% и достигли 295 млн. упаковок. В 2012-2016 гг. продажи антибиотиков вырастут на 16,9% – с 308,7 до 360,9 млн. упаковок. Продажи антибиотиков растут благодаря высокому спросу, который во многом обусловлен тем, что микроорганизмы быстро становятся резистентными к новым препаратам, поэтому существует необходимость постоянно расширять ассортимент. Кроме того, микроорганизмы становятся все более агрессивными: если раньше некоторые заболевания можно было вылечить, используя короткие курсы антибактериальной терапии (АБТ), то теперь требуются более длительные курсы монотерапии или даже комбинаций препаратов.

В докладе, опубликованном 20 марта 2014 г. в журнале The Lancet Infectious Diseases, впервые представлены новейшие данные об объемах потребления антибиотиков в странах, не входящих в Европейский союз (ЕС). Согласно этим данным (от 2011 г.), среди 42 стран и территорий в Европейском регионе ВОЗ (как в пределах ЕС, так и вне его) наблюдаются почти четырехкратные различия в потреблении антибиотиков. Из заключения госпожи Zsuzsanna Jakab, директора Европейского регионального бюро ВОЗ следует, что чрезмерное и неправильное использование антибиотиков – главные причины развития устойчивости к ним. В докладе приведены основные тенденции в использовании антибиотиков:

– в целом, потребление антибиотиков является чересчур высоким. Иными словами, лечение противомикробными препаратами назначается слишком часто, а сами антибиотики излишне доступны для населения, находясь в свободной продаже;

– излишне часто используются антибиотики широкого спектра действия. Это говорит о том, что они назначаются без особой на то необходимости, используемые механизмы для диагностики неэффективны, и как медицинские работники, так и их пациенты недостаточно хорошо осведомлены о проблеме устойчивости;

– сезонные различия в потреблении антибиотиков свидетельствуют о том, что они неоправданно часто используются для лечения сезонных вирусных инфекций;

– отмечается чрезмерное и неправильное использование ряда отдельных брендов антибиотиков, что может быть следствием их интенсивного маркетинга фармацевтической промышленностью, а также низкой информированности назначающих лекарства медицинских работников и населения в целом;

– в то же время, напротив, во многих участвовавших в исследовании странах некоторые важные антибиотики – например, для лечения туберкулеза с множественной и широкой лекарственной устойчивостью, а также средства против других бактерий с множественной лекарственной устойчивостью – зачастую недоступны;

По оценкам сотрудников Организации объединенных наций (ООН) в странах с рыночной экономикой фармацевтическая отрасль состоит из инновационного сектора, для которого характерно использование патентов, торговых марок, агрессивной рекламы и рентабельности высокого уровня до 25-50%, а так же низкорентабельного (до 10%) сектора воспроизведенных продуктов. Конкуренция в инновационном секторе проявляется, главным образом, не в форме снижения цен, а в форме разработки и выпуска новых лекарственных препаратов высокого уровня качества. Основное производство и сбыт современных лекарств осуществляются, как правило, в негосударственном секторе в рамках международной кооперации, что формирует необходимость межгосударственного сотрудничества и регулирование деятельности производителей фармацевтической продукции. Роль государства значительна и, как правило, лежит в области установления стандартов эффективности, безопасности и качеству поступающих в продажу лекарственных препаратов, а в отдельных случаях и регуляцию ценовой политики.

Существование проблем, связанных с нерациональным использованием лекарственных средств (ЛС) в лечебно-профилактических учреждениях (ЛПУ) с преобладанием госпитального сектора, привели к разработке различных методологических подходов к оптимизации лекарственного лечения. Одним из подходов к решению этой проблемы является разработка клинико – экономически обоснованных протоколов, руководящих принципов, консенсусов по лекарственной терапии различных патологий. В связи с этим, необходимым становится систематический аудит потребления лекарственных средств при конкретных патологических состояниях и оценка соответствия фармакотерапии национальным и международным рекомендациям.

Первая глава книги посвящена подробному изложению алгоритма анализа реальной практики применения антибиотиков при лечении пациентов страдающих пневмонией.

В последующем разделе приводятся пример уже проведенного по данной методике анализа реальной практики потребления антибиотиков при лечении пневмоний в условиях стационара.

Авторы надеются, что данная книга будет полезна не только организаторам здравоохранения и врачам - клиническим фармакологам, но и врачам-пульмонологам, а также врачам других специальностей, занимающихся лечением болезней нижних дыхательных путей.

## Введение

В последние несколько десятилетий актуальной проблемой в области здравоохранения является постоянно растущая стоимость медицинских услуг оказываемых населению. Регулярному росту общих затрат на здравоохранение способствовали такие факторы, как старение населения, с соответствующим повышением уровня хронической заболеваемости и инвалидности, появление новых видов лечения, а также растущие ожидания различных социальных масс. Оказание качественных медицинских услуг населению стало невозможным без применения таких технологий, как стандартизация медицинской помощи, внедрения формулярной системы, клинико-экономических исследований [1]. Эти программы весьма актуальны сегодня в связи с необходимостью обеспечения государственных гарантий по оказанию медицинской помощи, обеспечению ее доступности. При планировании здравоохранения в странах Содружества независимых государств (СНГ) одной из основных проблем является определение приоритетов для распределения ограниченных финансовых ресурсов. В условиях ограниченных финансов внедрение ресурсосберегающих технологий оказания лечебной помощи становится первостепенной задачей [2]. Необходимым условием для выявления выше названных проблем и повышения эффективности и безопасности фармакотерапии, является использование клинико–экономического анализа (КЭА), фармакоэпидемиологических видов анализа использования ЛС, проведение фармакоэпидемиологического мониторинга [3]. Клинико-экономический анализ (комплексная оценка закупки и потребления препаратов) позволяет выявить недостатки в лекарственном обеспечении и использовании медикаментов в ЛПУ, а также, благодаря созданию и внедрению стандартов лечения, оптимизировать применение лекарственных препаратов. Это дает возможность совершенствовать структуру закупки лекарственных препаратов в стационаре, перераспределять финансирование в сторону снижения затрат на препараты сомнительного качества, с недоказанной эффективностью и увеличения приобретения высококачественных препаратов.

Лекарственное обеспечение – одна из главных статей расходов системы здравоохранения. Расходы ЛПУ на приобретение лекарственных средств составляют 20–25 % бюджета, а в структуре бюджета по статье «Медикаменты» доля финансовых затрат на приобретение антимикробных химиопрепаратов (АМП) составляет от 25% до 60% [4]. В этом контексте интересными представляются данные исследования, проведенного в 20 стационарах Европы, где в определенный день было уточнено, какому числу больных была назначена антимикробная терапия и по какому поводу. Оказалось, что в среднем 30% госпитализированных больных получали антибактериальный препарат и чаще всего он назначался по поводу инфекций дыхательной системы [5]. В этой связи неудивительно, что, по мнению ряда авторов, затраты на антибиотики составляют в среднем 25–30% от всех расходов на лекарственные средства, закупаемые многопрофильной больницей. В условиях ограничения финансирования ЛПУ недостаток средств, для приобретения жизненно необходимых препаратов, приводит к нерациональному использованию антибиотиков, кроме того, данная группа лекарственных средств, способствует мутации микроорганизмов, что приводит к отбору и размножению антибиотикорезистентных штаммов. В стационарах СНГ, по данным авторов, от 20% до 75% случаев использования антибиотиков являются необоснованными. По данным мировых экспертов антимикробные препараты почти в половине случаев назначаются необоснованно, поэтому оптимизация применения антибиотиков является актуальной задачей ЛПУ и практического здравоохранения [6].

Внебольничная пневмония (ВП) относится к числу наиболее распространенных острых инфекционных заболеваний и одной из наиболее актуальных проблем пульмонологии [7]. Распространенность пневмоний среди взрослого населения составляет 5-8 на 1000 человек.

Интерес к экономическим вопросам лечения больных внебольничной пневмонией в настоящее время весьма велик в связи со значительными экономическими потерями, связанными с лекарственной терапией, использованием затратных методов диагностики, необходимостью госпитализации и длительным периодом временной нетрудоспособности пациентов. Существенную долю в структуре расходов занимает непосредственно антимикробная терапия, т.к. антибиотики относятся к группе достаточно дорогостоящих препаратов, что накладывает значительное бремя расходов как на пациента (амбулаторная практика), так и на бюджет лечебного учреждения. Что касается значительных экономических затрат на ведение больных ВП, то известны данные об

9

общих ежегодных расходах здравоохранения США (Соединенные Штаты Америки), достигающих 8–10 млрд. долларов, а стоимость лечения одного эпизода в стационаре варьирует от 10 до 16 тыс. долларов [8]. При этом потери, связанные с обеспечением антибактериальными препаратами больных ВП, достигают 8–14% от общей суммы расходов [9]. По данным английских исследователей, ежегодные финансовые затраты на ведение больных ВП в Великобритании составляют 440 млн. фунтов стерлингов, при этом 96% тратится на госпитализированных больных [10]. Прямые расходы на обеспечение антибиотиками больных, получающих лечение в стационаре, достигают 12,9 млн. фунтов.

В клинической практике стартовая (начальная) терапия всегда базируется на данных микробиологических (идентификация возбудителя ВП возможна лишь в 40–60 % случаев), фармакоэпидемиологических исследований, учете уровня региональной резистентности и результатов контролируемых клинических исследований, и следовательно, большинству пациентов с ВП будет назначено эмпирическое лечение. Особое значение для проведения надлежащей антибактериальной терапии имеет постоянный мониторинг антимикробной резистентности основных возбудителей внебольничной пневмонии. Правильный выбор антибиотика определяет эффективность лечения, элиминацию возбудителя и быстроту выздоровления. При нерациональном выборе стартового антибиотика течение инфекционного процесса затягивается, могут развиться осложнения. Несмотря на важность этиологической диагностики, следует учитывать, что результат ее всегда носит отсроченный характер. К тому же на практике этиологическая диагностика в подавляющем большинстве случаев затруднена ввиду отсутствия в структуре лечебных учреждений хорошо оснащенных бактериологических лабораторий или неэффективности их использования.

Общепризнано, что адекватная и вовремя начатая антибактериальная терапия является одним из решающих факторов, определяющих прогноз болезни. Сформулированы главные ее принципы с учетом вероятных возбудителей, степени тяжести болезни и возраста больных в различных международных и национальных рекомендациях, которые помогают врачу выбрать наиболее рациональную стратегию ведения пациента в конкретной клинической ситуации с учетом современного уровня медицинских знаний [11].

В последнее время в странах СНГ и за рубежом публикуется большое количество клинико-экономических исследований АБТ пневмоний. Помимо оценки эффективности и безопасности лекарственных средств, проводится анализ реальной практики лечения данной инфекции, причем для выбора оптимального режима антибиотикотерапии эти показатели рассматриваются в неразрывной связи друг с другом. В связи с этим, чрезвычайно актуальным становится изучение экономических аспектов лечения пневмоний и исследование использования антимикробных средств, для лечения ВП в условиях стационара.

Цель настоящего издания – оказание помощи практическим врачам, ординаторам, клиническим фармакологам, организаторам здравоохранения, аспирантам в освоении метода анализа потребления антибактериальных средств, используемых для лечения пациентов с ВП и оценки ее адекватности с точки зрения следования национальным и международным рекомендациям.

# Глава 1

## Анализ типичной практики потребления антибиотиков при лечении пневмоний в стационаре

Изучение типичной практики – это вид анализа, при котором изучаются особенности реального ведения пациентов на различных этапах оказания медицинской помощи, в различных регионах и ЛПУ. На первый взгляд типичная практика не может являться самостоятельным методом клинико-экономического анализа, так как подвержена влияниям различных факторов (экономических, социокультурных, административных и т.д.), является разнородным, трудно поддающимся статистической обработке объектом. Вместе с тем, это наиболее полная иллюстрация сложившихся подходов к ведению пациентов с определенным заболеванием, что необходимо учитывать при внедрении или модификации тех или иных лечебно-диагностических технологий. Методология изучения типичной практики дает важную информацию и для клиницистов, и для управленцев здравоохранения, позволяя принимать обоснованные административные решения по оптимизации лечебно-диагностического процесса на основе анализа полученных данных. Приступая к изучению типичной практики, нужно помнить, что речь должна идти об оценке и контроле качества, а не только о научной стороне проблемы.

Как показывает опыт, ведение пациентов с ВП в условиях многопрофильных стационаров и поликлиник разительно отличается от идеала, описываемого в статьях, монографиях, руководствах, различных национальных и международных рекомендациях, а также в стандартах. Накопление данных о типичной практике позволит создать базу данных этой информации для конкретного ЛПУ, региона или страны в целом и использовать его для принятия управленческих решений, проведения более сложных видов экономического анализа и моделирования.

Исследования типичной практики могут проводиться тремя способами:

– изучение первичной медицинской документации (истории болезни, карты амбулаторных пациентов, листы назначений);

– анкетирование (опрос) пациентов;

– анкетирование (опрос) врачей;

Изучение типичной практики путем заочного или очного анкетирования пациентов, позволяет получить информацию, которую невозможно выкопировать из медицинской документации – например, отношение больного к рекомендациям врача и степень их соблюдения.

Менее информативен для изучения типичной практики опрос врачей, так как специалисты представляют идеальные ответы, существенно отличающиеся от реальности.

Очевидно, что информация полученная методом опроса пациентов и врачей, будет иметь такие недостатки, как большая вариативность получаемых данных, сложность в их интерпретации и формализации.

По мнению большинства специалистов в области КЭА, изучение первичной медицинской документации является наиболее простым, информативным и емким методом анализа, как для конкретных организаций здравоохранения, так и для отдельных исследователей. Это объясняется тем фактом, что проводится анализ тех действий и решений, которые уже были или будут выполнены, а финансовые средства уже были или будут затрачены.

В последующих главах содержание данной книги будет уделено изложению методологии анализа типичной практики лечения ВП в условиях многопрофильного стационара с помощью изучения первичной медицинской документации (истории болезни, листы врачебных назначений).

## 1.1. Дизайн исследования

Все клинико-экономические исследования должны проводиться персоналом, который имеет образование и подготовку, позволяющие им принять ответственность за надлежащее проведение исследования. Лучшая ситуация формируется тогда, когда к выполнению проекта привлекается содружество заинтересованных специалистов – врачей, экономистов, клинических фармакологов, программистов.

Анализ типичной практики лечения пациентов с ВП может быть проведен как ретроспективное исследование, либо как проект осуществляемый он-лайн. И в том и другом случаях исследователь получает нужную ему информацию о сложившихся подходах к ведению пациентов.

При ретроспективном дизайне исследования, происходит выкопировка данных из историй болезни и листов врачебных назначений уже пролеченных, к моменту начала работы, пациентов. Ретроспективный дизайн анализа типичной практики позволяет сформировать выборку неограниченного объема и за любой срок, что позволяет заметить, как менялись предпочтения врачей к назначению определенных групп антибиотиков во времени.

При исследовании типичной практики он-лайн, сбор данных происходит по мере их поступления и в течение заранее оговоренного временного промежутка. Данный подход оптимальнее для понимания причинных связей назначения антибиотиков, так как выделяются возможные причины их назначения в тот момент, когда они появляются. Так же имеется возможность определить, какие именно антибиотики расходуются сегодня, с какой частотой, какие из них могут быть исключены или заменены новыми или более эффективными.

Вне зависимости от дизайна исследования, нужно заранее определиться, как будет формироваться выборка:

– сплошная выборка из карт стационарных пациентов за определенный временной интервал или по 10,15,20 карт за один месяц года;

– предполагаемое или заранее оговоренное с заказчиком число наблюдений: 100 карт, 200 карт или 500 карт;

## 1.2. Критерии включения и исключения

Для участия в проекте, все объекты исследования должны соответствовать определенным характеристикам, называемым критериями включения-исключения. Это заранее оговоренные параметры, согласно которым и происходит набор исследуемого материала для планируемого исследования. При обсуждении данных критериев, необходимо понимать, что нет возможности полностью исключить воздействие на исходы лечения неконтролируемых внешних неспецифических факторов, но стремиться к этому нужно. В этом и кроется основной смысл ограничений, устанавливаемый вводимыми параметрами. Критериев не должно быть слишком много или мало. При большом наборе критериев, происходит выхолащивание анализируемой информации, ввиду того, что резко сокращается возможная выборка материала. При малом числе критериев, массив анализируемой информации возрастает в разы, что приводит к большим временным затратам и это при том, что резко падает уровень достоверности получаемой информации.

При анализе реальной практики назначения АБТ при пневмонии, критерии включения-исключения должны всегда отражать возрастной состав пациентов (дети или взрослые), этиологию поражения легочной ткани (бактериальная или вирусная природа), место возникновения заболевания (внегоспитальная или внутригоспитальная пневмония), а также результаты рентгенографии грудной клетки (наличие или отсутствие инфильтрации легочной ткани).

По мнению авторов данной книги, для анализа типичной практики назначения АБТ при ВП, критериями включения-исключения могут быть следующие параметры:

### Критерии включения:

1. Лица обоего пола в возрасте ≥ 18 лет.

2. Диагноз пневмонии подтверждался рентгенологически (наличие инфильтрации).

3. Наличие не менее двух из перечисленных симптомов заболевания: температура тела > 37,5°C, озноб, кашель с мокротой, одышка (частота дыхания > 20 в минуту), ослабление дыхания и/или влажные хрипы, плевральные боли.

### Критерии исключения:

1. Случаи, классифицированные как госпитальная пневмония, в соответствии с критериями Американского торакального общества (АТО) [12].

2. Случаи с доказанной вирусной и иной этиологией (т.к. антибиотики не оказывают губительное влияние на вирусы, необходимо стремится к

максимальному исключению вирусных пневмоний из исследований, где проводится анализ антибиотикотерапии).

Однако нужно четко понимать, что приводимые критерии не являются догмой и подлежат коррекции в зависимости от поставленных целей выполняемого проекта, угла зрения исследователя (point of view) и предпочтений заказчика исследования.

## 1.3. Регистрируемая информация

В исследованиях типичной практики ведения пациентов с различными патологиями часто имеет место большое число трудностей, связанных с отсутствием единых подходов к постановке диагноза и оценке результатов лечения. Невозможность обеспечения единых подходов к диагностике, лечению, установлению диагноза и оценке результатов в разных ЛПУ приводит к невозможности и некорректности переноса получаемых данных из одного учреждения здравоохранения в другое, даже в пределах одного региона. И таким образом, преимущества, которые будет давать приближенность к реальным условиям клинической практики, в значительной мере будет обесцениваться недостаточной точностью данных. Вот почему, так важно заранее оговаривать, какую именно информацию необходимо выкопировать из анализируемой медицинской документации при каждой конкретной нозологии и стремиться к унификации такого процесса в пределах региона или страны в целом.

При анализе реальной практики назначения АБТ при внебольничной пневмонии сбор информации для регистрации включает в себя три этапа:

– выкопировка информации для стратификации пациентов;

– выкопировка информации о лечении пациентов;

– выкопировка информации об эффективности, неэффективности и исходах лечения пациентов;

### 1.3.1. Информация для стратификации пациентов

При анализе типичной практики ведения пневмоний, с точки зрения авторов этого издания, в первостепенной регистрации нуждается следующий спектр данных:

– пол (чаще пневмонией обычно болеют мужчины);

16

– возраст (уровень заболеваемости и летальности пропорционально растет с возрастом);

– род занятий (позволяет выявить зависимость исходов лечения с социальным статусом различных групп пациентов);

– место проживания (известно, что жители городов чаще болеют пневмонией);

– сопутствующие заболевания (наличие ряда хронических заболеваний ухудшает прогноз и ведет к увеличению сроков лечения);

– наличие при поступлении критериев тяжести, требующих госпитализации в отделение реанимации и интенсивной терапии (ОРИТ) (признаки сердечнососудистой и/или дыхательной недостаточности (систолическое артериальное давление (АД) ≤ 90 мм рт. ст. и/или диастолическое АД ≤ 60 мм.рт.ст., частота дыхания (ЧД) ≥ 30 в минуту, частота сердечных сокращений (ЧСС) ≥125, нарушение сознания);

– уровень лейкоцитов крови при поступлении (лейкопения ниже $3{\times}10^9$/л или лейкоцитоз выше $25{\times}10^9$/л являются неблагоприятными прогностическими признаками);

– результаты рентгенографии или рентгеноскопии органов грудной клетки (ОГК) при поступлении;

– госпитализация в ОРИТ (в большинстве случаев, факт госпитализации пациента в ОРИТ, можно расценивать как тяжелое течение процесса);

Выбор данной информации для регистрации объясняется тем фактом, что большинство классификаций пневмоний по степеням тяжести включают такие же параметры. В свою очередь нужно отметить, что ретроспективный характер исследования, в значительной степени ограничивает широту доступных клинических данных, что неизбежно ведет к появлению значительных трудностей в стратификации пациентов по тяжести заболевания.

При необходимости, фиксируемая информация может быть дополнена или сокращена.

### 1.3.2. Информация о лечении пациентов

Как и в большинстве анализов применения антибактериальных препаратов при инфекционных заболеваниях, при исследовании типичной

17

практики лечения пневмоний, выкопировывается следующая информация о применении антибиотиков:

– предшествующая антибактериальная терапия (напрямую сопряжена с риском неблагоприятного исхода пневмонии);

– время от госпитализации пациента и до начала антибиотикотерапии (отсрочка в их назначении на 4 часа и более существенно ухудшает прогноз);

– наименования антибиотиков;

– дозы антибиотиков;

– способы введения антибиотиков;

– кратность введения антибиотиков;

– длительность назначения всех применявшихся антибиотиков;

– информация о ступенчатой терапии (ступенчатая терапия значительно снижает расходы на лечение);

– информация о смене и коррекции схем антибиотикотерапии (независимый фактор риска неблагоприятного исхода и удорожания лечения);

– информация о результатах микробиологического исследования;

### 1.3.3. Информация об эффективности и исходах лечения

По нашему мнению, для анализа типичной практики назначения антибиотиков при ведении пациентов с ВП, регистрации подлежат следующие данные об эффективности и исходах лечения пациентов:

– рентгенография или рентгеноскопия легких при выписке;

– исход эпизода заболевания на момент выбывания;

– длительность госпитализации;

Вполне понятно, что выбор критериев эффективности в каждом конкретном исследовании строится с учетом особенностей изучаемых лекарственных средств, нозологических форм, течения и прогноза патологии, определенных групп пациентов и согласуется между заказчиком и исполнителем на стадии планирования проекта. Это же положение действует и при планировании анализа типичной практики применения антибиотиков при ВП.

### 1.3.4. Создание карты исследования

Заключительным этапом сбора информации, является создание специальной «Карты анализа типичной практики назначения антибиотиков при внебольничных пневмониях». Из анализируемой медицинской документации данные заносятся в соответствующие графы созданной карты. При составлении карты необходимо заранее проанализировать возможные критерии эффективности, они должны быть абсолютно понятными и встречаться во всех (или в подавляющем большинстве) медицинских документов.

Для примера приведем карту анализа типичной практики назначения антибиотиков при лечении пневмоний разработанную на кафедре клинической фармакологии и терапии «Белорусской медицинской академии последипломного образования» авторами данного издания.

Карта №

| № истории болезни | № архивный | | Ф.И.О. | |
|---|---|---|---|---|
| | | | | |
| Дата рождения | Пол | | Род занятий | Место проживания |
| | | | | |
| Учреждение здравоохранения | | | Отделение | Время нахождения в стационаре |
| | | | | |
| Предшествующая поступлению антибиотикотерапия | | | | |
| | | | | |
| Диагноз основной | | | | |
| Диагноз сопутствующий | | | | |
| Критерии тяжести пневмонии (на момент поступления) | | | | |
| Лихорадка | | Чсс | | ЧД |
| | | | | |
| АД | | Уровень сознания | | ОАК |
| | | | | |
| Обьем инфильтрата по данным R-графии ОГК или КТ ОГК | | | | |
| | | | | |
| Бактериологическое исследование | | | | |
| дата | среда | микроорганизм | чувствительность | устойчивость |
| | | | | |
| Лечение (наименование препарата, дозы, способы введения, длительность) | | | | |

19

| Исход | R-графия ОГК на момент выписки |
|---|---|
|  |  |

### 1.3.5. Обработка результатов исследования

Расчет основных показателей и статистическая обработка материала при анализе применения антибиотиков для лечения пациентов с ВП не является трудоемкой и может быть произведена в любом современном программном пакете (Microsoft Excel, SPSS 10.0, Statistica 8.0). Получаемые показатели выражаются в процентах, при необходимости используется среднее арифметическое отклонение либо медиана. За статистически достоверные принимаются тесты с вероятностью ошибки первого типа менее 0,05.

В первом блоке результатов нужно обязательно указать, сколько всего было проанализировано историй болезней пациентов с ВП и сколько было отобрано для исследования согласно заявленным критериям включения-исключения. Следует пояснить, почему те или иные пациенты не были включены в исследование. Далее необходимо отобразить данные полового и возрастного состава выборки. Иными словами, нужно рассчитать средний возраст пациентов принявших участие в исследовании и определить, кто чаще из представителей обоих полов болел ВП в пределах отобранной выборки. В последующем, нужно вычислить средний срок пребывания пациента в стационаре и указать, какое количество больных имело сопутствующую патологию. Когда данный блок расчетов будет закончен, можно переходить к собственно анализу типичной практики назначения антибиотиков при ВП.

### 1.4. Фармакоэпидемиологический анализ антибактериальной терапии пневмоний в стационаре

В настоящее время не существует признанного всеми набора, обязательных к выполнению, фармакоэпидемиологических методик для анализа реальной практики лечения пациентов с ВП. Однако анализ современной отечественной и западной научной литературы по данной теме позволяет очертить возможный спектр необходимых тестов для выполнения поставленной задачи. Большинство экспертов сходится во мнении, что в медицинской организации основное внимание должно быть уделено трем основным видам анализа:

1. Частотный анализ;

2. ABC-анализ – activity-based costing - оценка по объемам затрат;

3. VEN-анализ – vital-essential-nonessential - оценка по степени жизненной важности);

Все три анализа объединяются термином «совокупный анализ затрат» и могут быть использованы как стандартные процедуры при оценке затрат и планировании расходов в любой медицинской организации или структурах управления системой здравоохранения.

### 1.4.1. Частотный анализ

Частотный анализ предполагает ранжирование выбранных позиций по частоте применения – от наиболее частых к наименее частым. Такой подход отвечает на вопрос, насколько часто использовался антибиотик, и помогает вычленить характеристику, связанную с частотой (затраты связанные с часто повторяющимися но дешевыми антибиотиками, или с редкими, но имеющими очень высокую стоимость).

В результатах исследования отражают:

1. Спектр антибиотиков применявшихся на догоспитальном этапе лечения;

2. Спектр антибиотиков применявшихся на госпитальном этапе лечения;

### 1.4.1.1. Спектр применявшихся антибиотиков на догоспитальном этапе лечения

Известно, что более 17% пациентов с нетяжелой ВП, получающих лечение в амбулаторных условиях, «не отвечают» должным образом на проводимую антибактериальную терапию [13]. Неэффективность антибактериальной терапии на догоспитальном этапе наблюдается у значительного числа пациентов, переносящих ВП. Очевидно, что неэффективность лечения напрямую сопряжена с риском неблагоприятного исхода пневмонии, необходимостью в госпитализации пациента, увеличением сроков нахождения пациента в стационаре, привлечением целого ряда диагностических исследований, необходимостью модификации антимикробной терапии, что ведет к значительному росту прямых затрат на лечение.

В результатах исследования важно отразить, у какого количества пациентов антибиотики были назначены до поступления в стационар, какие наименования применялись, их режимы приема, формы выпуска и длительность применения. Получаемые результаты целесообразно представить в виде таблицы следующим образом (табл. 1).

*Таблица 1. Спектр назначавшихся антибиотиков на догоспитальном этапе*

| Антибиотик | Частота назначений АМП (n= выборки) | |
|---|---|---|
| | Абсолютное значение | % |
| | | |

После анализа спектра антибиотиков назначавшихся на догоспитальном этапе, целесообразно переходить к анализу антимикробных препаратов, применявшихся на госпитальном этапе.

**1.4.1.2. Спектр применявшихся антибиотиков на госпитальном этапе лечения**

Анализируя потребление антибиотиков на стационарном этапе, первоначально нужно указать, в каком отделении начинал лечение пациент (терапевтическом, пульмонологическом или ОРИТ). Следует по возможности указать число случаев тяжелого течения ВП. В ретроспективных исследованиях зачастую весьма сложно градировать случаи пневмоний по степеням тяжести. Одним из подходов к выявлению тяжелых случаев течения заболевания, может являться учет всех пациентов лечившихся в ОРИТ, как тяжелых. С точки зрения авторов данной книги, такой подход оправдан, хотя и не бесспорен.

Последующим важным моментом, который нужно отразить, является спектр всех наименований антибактериальных препаратов примененных при лечении пациентов. Полученные результаты разумно свести в таблицу (табл. 2).

*Таблица 2. Спектр назначавшихся антибиотиков на стационарном этапе*

| Антибиотик | Частота назначений АМП (n=выборки) | |
|---|---|---|
| | Абсолютное значение | % |

| | | |
|---|---|---|
| | | |

Далее следует выяснить количество пациентов получивших комбинированную терапию и определить наиболее часто назначаемые схемы стартовой эмпирической антимикробной терапии. Получаемые показатели также вносятся в таблицу (табл.3). Результаты отраженные в полученных таблицах, уже смогут помочь предварительно оценить предпочтения врачей при назначении антибиотикотерапии.

*Таблица 3 . Спектр режимов стартовой антибактериальной терапии*

| Антибиотик | Спектр стартовых схем (n=выборки) | |
|---|---|---|
| | Абсолютное значение | % |
| | | |

### 1.4.2. АВС – анализ

Суть АВС-анализа состоит в ранжировании выбранных позиций по уровню затрат от наибольших к наименьшим. Предлагается распределение затрат на три группы – «А» – наиболее затратная (80 % всех расходов), «В» - среднезатратная (15% всех расходов) и малозатратная группа «С» (5% всех затрат). В практическом плане АВС - анализ дает возможность оценить структуру потребления лекарственных средств, интерпретировать степень концентрированности финансовых расходов (она тем больше, чем меньше количество ЛС в группе «А») и получить представление об антибиотиках, имеющих наибольший удельный вес в структуре затрат на лекарства, чтобы разработать возможные направления коррекции их использования для снижения затратности терапии.

Перечень сведений, необходимых для проведения АВС-анализа:

– наименования антибиотиков, использованных в ЛПУ за выбранный период времени;

– международное непатентованное название (МНН) каждого антибиотика;

– форма выпуска (таблетки, капсулы, ампулы и т.д.);

– доза (г, мг, % и т.д.);

– единица подсчета антибиотика (упаковка, блистер и т.д.);

23

– цена за единицу подсчета антибиотика;

Результаты АВС-анализа сводятся в таблицу (табл. 4).

*Таблица 4. АВС-анализ*

| Антибиотик | Затраты на антибиотик | Доля затрат (%) | Кумулятивный процент | Ранжирование по группам |
|---|---|---|---|---|
| | | | | **Группа А** |
| | | | | **Группа В** |
| | | | | **Группа С** |

### 1.4.3. VEN – анализ

Метод предлагает присвоение определенного «индекса» важности каждому примененному антибиотику: «V» - абсолютное значение для точного этиотропного лечения, «Е» - важность высока, но не абсолютна, «N» - важность вызывает сомнение. Обоснованием VEN могут являться данные клинических и клинико-экономических исследований, либо нахождение данного ЛС в перечне основных лекарственных средств или формулярном перечне субъекта здравоохранения, в принятых стандартах.

VEN-анализ применения антибиотиков при ВП может быть выполнен двумя способами:

1. формальный – антибиотик входит - «V» или не входит - «N» в формуляр, перечень или протокол;

2. экспертный – антибиотик необходим - «V», используется как ЛС второй линии - «Е» или не нужен для лечения заболевания - «N»; при этом, экспертом может выступать лицо, непосредственно проводящее VEN-анализ (врач - клинический фармаколог ЛПУ, заместитель главного врача по лечебной работе ЛПУ, заведующий отделением и т.д.).

Источником информации об антибиотиках при проведении VEN-анализа служит тот же перечень ЛС, использованных в ЛПУ за выбранный для анализа период времени, на базе которого выполнялся АВС-анализ.

Для проведении изолированного VEN-анализа при составлении сводной таблицы достаточно следующей информации об:

– антибиотиках, использованных в ЛПУ за выбранный для анализа период времени;

– МНН каждого антибиотика;

Результаты VEN-анализа отражают в виде таблицы (табл. 5).

*Таблица 5. VEN-анализ*

| Антибиотик | VEN<br>(формальный или экспертный) |
|---|---|
| | |

### 1.4.4. DDD – анализ

Фармакоэпидемиология ставит своей целью рациональное использование лекарственных средств. DDD-анализ является фармакоэпидемиологическим видом анализа и позволяет оценивать потребление антибиотиков. DDD-анализ, в отличие от таких методов, как, например, анализ затрат на лекарственные средства, частоты назначения препаратов, предоставляет количественные данные о потреблении АМП и отражает «интенсивность» воздействия лекарств на популяцию. Для проведения фармакоэпидемиологического мониторинга АМП наиболее оптимальным является использование DDD-показателей, изменение которых изучается в динамике, что дает возможность получать реальные данные об их потреблении и определить тенденции использования этой группы препаратов в стационаре. DDD-методология, как составляющая ATC/DDD-системы, является основным инструментом, рекомендованным ВОЗ для проведения исследований по изучению использования ЛС. Каждому ЛС, имеющему ATC-код, центр ВОЗ по методологии лекарственной статистики (WHO Collaborating Centre for Drug Statistics Methodology) устанавливает DDD (Defined Daily Dose). Так, согласно DDD-методологии, 3 г цефазолина эквивалентны 0,1 г доксициклина. Необходимо отметить, что DDD является лишь единицей измерения и не отражает в обязательном порядке ни рекомендованных, ни назначаемых доз. В DDD принято выражать объем использования ЛС, что дает лишь грубую оценку. DDD – фиксированная доза, не зависящая от лекарственной формы (за исключением форм ЛС, указанных на сайте ВОЗ – WHO Collaborating Centre for Drug Statistics Methodology (адрес сайта на 2014 г.: www.whocc.no/atc_ddd_index) и стоимости ЛС, что позволяет с ее помощью оценивать тенденции использования ЛС во времени и сравнивать их в разных популяциях. DDD - это почти всегда компромисс, основанный на обзоре доступной информации, включающей дозы, использующиеся в разных странах. Иногда DDD является дозой, редко, если вообще когда-нибудь, назначаемой в практике, потому что она рассчитана как среднее из 2-х или более широко употребляемых доз. DDD-методология позволяет рассчитать лекарственную «нагрузку» на пациента, поскольку отражает не только количество назначаемых ЛС, их дозировку, но и длительность применения.

Для проведения DDD-анализа необходимы следующие сведения:

– антибиотики, использованные в организации здравоохранения за выбранный период времени;

– МНН каждого антибиотика;

– форма выпуска (таблетки, капсулы, ампулы и т.д.);

– доза (г, мг, % и т.д.);

– единица подсчета антибиотика (упаковка, блистер и т.д.);

– цена за единицу подсчета антибиотика;

Данные о потреблении антибиотиков представляться в виде такого показателя, как - количество установленных суточных доз на 100 пациентов с определенной нозологией (ВП) в год (NDDD/100 пациентов ВП /год) рассчитывается как частное от произведения NDDD у общего числа пациентов с ВП умноженного на 100 и общего числа пациентов ВП за год:

$$NDDD/100 \text{ пациентов ВП /год}$$
$$= NDDD \text{ антибиотка в год} \times 100/\text{общее число пациентов с ВП};$$

ATC/DDD методология может выявить проблемы, связанные с чрезмерным либо недостаточным использованием лекарств. На основании результатов этих исследований можно повысить качество использования препаратов, а также оценить эффективность предпринятых мер.

### 1.4.5. Результаты микробиологической диагностики

Так как основными лекарственными средствами для лечения пациентов с ВП являются АБП, то анализ спектра патогенов являются актуальным.

Несмотря на сравнительно ограниченную ценность для конкретного пациента исследование мокроты дает представление о структуре бактериальных возбудителей ВП, позволяет следить за динамикой их антибиотикорезистентности и, таким образом, грамотно планировать эмпирическую АБТ. Результаты исследования мокроты вдальнейшем способны помочь определить наиболее рациональные схемы стартовой эмпириеской АБТ в конкретном стационаре как с учетом спектра персистирующих в регионе патогенов, так и с учетом данных фармакоэкономических показателей отдельных схем АБТ. Диагностическую ценность имеет не только положительный, но и отрицательный результат бактериологического исследования мокроты. В частности, отсутствие роста золотистого стафилококка и грамотрицательных энтеробактерий при культуральном исследовании качественного образца мокроты при ВП в ранние сроки с момента госпитализации с высокой степенью вероятности исключает их из спектра потенциальных возбудителей. Это позволяет существенно сократить затраты на проведение антибактериальной терапии путем использования рациональных схем.

Вычисляют величину всех положительных ответов и частоты встречаемости каждого из обнаруженных микроорганизмов. Результаты представляют в виде таблицы (табл. 6).

*Таблица 6 . Этиологическая структура*

| Микроорганизмы | Госпитализированные пациенты (n=выборки) | |
| --- | --- | --- |
| | Абсолютное значение | % |
| | | |
| Этиология не установлена | | |

## 1.5. Фармакоэкономические аспекты антибактериальной терапии внебольничной пневмонии

Расходы на антибактериальные препараты весьма значительны, что определяет актуальность изучения эффективных схем лечения, отличающихся экономической рентабельностью. Анализ стоимости антибактериальных препаратов в рыночных условиях показывает, что ценообразование является многофакторным, а цены варьируют в широком диапазоне. Поэтому, одной из задач анализа типичной практики назначения антибиотиков при ВП, должна являться фармакоэкономическая оценка различных схем антибактериальной терапии пневмоний. С целью выполнения данной задачи, нужно определить прямые расходы на проведение АБТ, для этого необходим ряд показателей:

– стоимость упаковки антибиотика;

– стоимости суточных и курсовых доз антибиотиков;

– стоимость сочетанной антибактериальной терапии;

– стоимость курса ступенчатой антибиотикотерапии;

– стоимость материалов для парентерального введения АБП;

### 1.5.1. Стоимость упаковки антибиотика

Без знания стоимости упаковки каждого из примененных АБП, не возможен расчет стоимости суточных и курсовых доз, а также стоимости сочетанной и ступенчатой антибиотикотерапии. Оптимально, когда цены на антибиотики берутся из накладных аптек больниц. Также допустим расчет средних значений стоимости упаковки антибиотика по данным отпускных цен в розничной аптечной сети, либо по данным специализированных информационных бюллетеней. В таблице отражают МНН каждого антибиотика, его торговое название, а также производителей препаратов (табл. 7). Эти простейшие действия позволяют исследователю оценить весь спектр фирм являющихся основными поставщиками антибиотиков в больницу и уже при беглом анализе таблицы выбрать наиболее приемлемые по цене АБТ для возможной плановой закупки.

*Таблица 7. Стоимость упаковки антибиотика*

| № | МНН | Антибактериальные препараты | Производитель | Цена |
|---|-----|----------------------------|---------------|------|
|   |     |                            |               |      |

### 1.5.2. Стоимость суточных и курсовых доз антибиотиков

При выполнении фармакоэкономической оценки АБТ пациентов с ВП важно рассматривать стоимость суточной и курсовой терапии, а не только упаковки или флакона препарата. Для полноты анализа лучше оценивать стандартные дозировки препаратов для взрослых при единой продолжительности (7 суток) курсовой терапии, что соответствует минимальным срокам применения практически всех антибиотиков – (табл. 8). Даже при незначительном отличии в ценах суточных доз антибиотиков, в условиях длительной АБТ на больших выборках пациентов, складывается значительное ценовое сальдо и фармакоэкономический приоритет находится на стороне того АБП, суточная и курсовая доза которого дешевле.

*Таблица 8. Стоимость суточной и курсовой доз*

| Режимы дозирования антибиотиков | Суточная доза (гр.) | Стоимость суточной дозы | Стоимость на 7 дней лечения |
|---|---|---|---|
|  |  |  |  |

### 1.5.3. Стоимость антибактериальных схем и ступенчатого дозирования АБП

Подавляющее число современных рекомендаций по ведению пациентов с ВП, предполагает назначение эмпирической сочетанной антимикробной терапии. Рекомендуются различные сочетания и режимы назначения АБП. Логичным является тот факт, что при различных режимах дозирования и способах введения АБП, в значительных пределах варьирует стоимость антибактериальной терапии. Соответственно, при анализе реальной практики назначения антибиотиков при ВП, исполнитель должен провести стоимостной анализ всего спектра назначенных схем АБТ и выявить наиболее ресурсосберегающие, но не менее эффективные и соответствующие действующим документам. При проведении расчетов, нужно учитывать, что многие АБП имеют как инъекционную форму, так и пероральную. Цена парентерального антибиотика в несколько раз превышает цену его пероральной формы. К прямым расходам на лечение, кроме стоимости АБП, добавляется и стоимость расходных материалов для введения. Данные по стоимости используемых расходных материалов сводятся в отдельную таблицу и впоследствии используются для калькуляции стоимости сочетанной терапии – (табл. 9).

*Таблица 9. Стоимость расходуемых материалов для парентерального введения АБП*

| Расходуемые материалы | Стоимость |
|---|---|
| Система для инфузионного введения |  |

| Шприц 5 мл с иглой | |
|---|---|
| Периферический катетер | |
| Раствор хлорида натрия 0.9%-200 мл | |

Учитывая все вышеперечисленное, рационально произвести расчеты для всех возможных схем АБП и их режимов дозирования. Получаемые данные отражаются в виде таблицы – (табл. 10).

Следует отметить, что это весьма важный этап анализа потребления, так как на основании этой таблицы можно успешно планировать затраты на проведение сочетанной АБТ в различных режимах. Более того, данные таблицы помогают заказчику определить схемы для создания внутрибольничного протокола эмпирической сочетанной АБТ с наилучшим фармакоэкономическим профилем.

*Таблица 10. Стоимость сочетанной антибиотикотерапии*

| Антибиотик | Доза | Стоимость в сутки (рубли) | | |
|---|---|---|---|---|
| | | препарат | расходный материал | всего |
| | | | | |
| | | | | |

Одним из современных подходов к снижению стоимости АБТ является ступенчатая терапия. Стоимость перорального применения препаратов в 5-8 раз ниже, чем использование этих же лекарственных средств внутривенно. При ступенчатой терапии, на всех ее этапах может использоваться один и тот же антибиотик или препараты из одной группы (когда один применяется парентерально, а второй – перорально). Стоимость лечения снижается не только вследствие различной цены на парентеральные и таблетированные препараты, но и за счет значительного уменьшения расхода шприцев, капельниц, стерильных растворов. При использовании этой методики лечение начинается с внутривенного (или внутримышечного) применения антибиотика. При достижении клинического эффекта (обычно через 2-3 суток), когда парентеральная антибактериальная терапия обеспечила улучшение состояния больного, сопровождающееся снижением или нормализацией температуры тела, уменьшением лейкоцитоза, возможен переход на пероральное применение антибактериальных средств. Такими антибактериальными средствами являются препараты аминопенициллинов, фторхинолонов и макролидов. И если в определенных клинических ситуациях должны использоваться необходимые для данной ситуации антибиотики, то при стандартном развитии процесса, целесообразно использование препаратов с наиболее благоприятным фармакоэкономическим профилем. Поэтому так важно произвести расчет стоимости ступенчатой терапии на курс лечения и выявить наиболее благоприятный режим ступенчатой терапии с точки зрения ценовой составляющей. При составлении таблицы, для лучшего визуального восприятия и быстрой оценки, удобно отражать стоимость парентерального, перорального и ступенчатого режимов – (табл. 11).

*Таблица 11. Стоимость курса (7 дней) АБТ монотерапии в различных режимах*

| Антибиотик | Стоимость курсовой терапии (рубли) | | |
|---|---|---|---|
| | внутривенно | перорально | ступенчатый режим |
| | | | |
| | | | |

## 1.6. Оценка адекватности терапии внебольничной пневмонии с точки зрения следования клиническим рекомендациям

Современная пульмонология располагает эффективными методами диагностики и лечения, но недостаточными для обеспечения надежности борьбы с этой патологией. Выполнение диагностических и лечебных манипуляций, значимость которых обоснована с позиции доказательной медицины, существенно повышает выживаемость пациентов с ВП, уменьшает вероятность возникновения осложнений и снижает экономические затраты, связанные с их лечением. Оценку качества лечения больных с ВП целесообразно проводить не только по традиционным статистическим показателям (койко-день, летальность), но также с использованием индикаторов качества, наиболее точно отражающих процесс лечения. Подход с позиции применения этих критериев, имеющих доказательную базу, позволит существенно повысить качество диагностики и лечения ВП и снизить связанные с этим затраты.

По признанию большинства экспертов, наиболее объективными критериями оценки качества лечения многих заболеваний, в том числе ВП, служат индикаторы процесса лечения.

31

Согласно данным исследования *С.А. Рачиной и соавт.* [14] об индикаторах качества ведения больных ВП, основные ошибки ведения госпитализированных больных ВП сводятся к следующим:

– рентгенологическое исследование позже 24 часов с момента поступления;

– отсутствие бактериологического исследования мокроты и крови до назначения АМП;

– задержка начала АБТ более 8 часов с момента верификации диагноза;

– несоответствие режима АБТ клиническим рекомендациям;

– недостаточное использование режима ступенчатой терапии;

– отсутствие профилактики у пациентов из группы риска;

По данным фармакоэпидемиологических исследований применение АБП в реальной клинической практике часто не соответствует принципам рациональной терапии и именно на этапе принятия решения о назначении антибиотиков больным пневмонией совершается наибольшее число ошибок, касающихся различных аспектов АМТ. Ошибки в АБТ инфекций дыхательных путей имеют наибольший удельный вес в структуре всех лечебных ошибок, совершаемых в пульмонологической практике. Неправильное назначение АБП оказывает решающее влияние на исход заболевания, снижает экономическую эффективность лечения и ведет к селекции резистентных штаммов возбудителей.

К таким ошибкам относятся:

– своевременность начала АБТ;

– выбор АМП (доза, режим дозирования, путь введения и др.);

– необходимость коррекции АМТ;

– длительность АБТ;

Вот почему, большое значение при ВП принадлежит такому индикатору качества, как адекватный выбор АБТ. Как показывают многочисленные исследования, назначение антимикробных препаратов с учетом национальных и / или локальных рекомендаций улучшает исходы лечения и сокращает сроки пребывания пациентов в стационаре [15].

Неадекватная антибактериальная терапия, по мнению многих исследователей, является самостоятельным фактором риска летального исхода при ВП. Так, в многоцентровом проспективном обсервационном исследовании с участием 3043 госпитализированных пациентов с ВП, проведенном в Канаде в 2005 г., среди больных, получавших монотерапию левофлоксацином либо комбинированную терапию цефуроксимом и азитромицином, летальность составила соответственно 5,3 % и 5,4 %, а среди больных, лечившихся другими антибиотиками как в виде монотерапии, так и в виде комбинаций, частота летальных исходов была 12,2 % [16]. Аналогичным образом в исследовании *C.Garcia-Vidal et al.* неадекватную антибактериальную терапию получали 19 из 57 больных, умерших от ВП в ранние сроки, и 46 из 131 пациентов, умерших в поздние сроки, т. е. 1/3 всех умерших от ВП [17].

Важным для понимания является тот факт, что при разработке клинических рекомендаций различными обществами, странами или рабочими группами, наиболее частые ошибки ведения пациентов с ВП были учтены и в большинстве случаев являлись точками приложения при соблюдении рекомендаций врачами. Иными словами, рассматривая вопрос оценки адекватности терапии внебольничной пневмонии с точки зрения следования клиническим рекомендациям, исполнителю нужно лишь констатировать наличие или отсутствие типичных ошибок лечения ВП и отметить их частоту встречаемости.

Сроки начала АБТ пневмонии являются одним из факторов, влияющих на конечные результаты лечения. Особенно важным является как можно более раннее назначение АМП пациентам пожилого и старческого возраста в связи с более тяжелым течением пневмонии и худшим прогнозом. Смертность в первые 30 дней пребывания в стационаре среди больных тяжелой пневмонией в возрасте старше 65 лет, у которых АБТ была начата в первые 8 часов с момента поступления, значительно ниже по сравнению с больными, которым антибиотик назначается в более поздние сроки. В другой работе отмечено значительное снижение смертности среди больных пневмонией, госпитализированных в ОРИТ, у которых АБТ начиналась в течение 4 часов с момента поступления по сравнении с более поздним началом лечения [18].

Наиболее важным и ответственным решением, от которого во многом зависит эффективность лечения и исход заболевания, является выбор первоначального АБП. Между тем, обращает на себя внимание частое несоответствие стартового АМП клиническим рекомендациям, составляющее, по некоторым данным от 20% и более [19].

Ошибочным следует считать назначение больным ВП следующих АБП:

– цефалоспорины I поколения;

– аминогликозиды (гентамицин);

– ранние фторхинолоны (ципрофлоксацин);

– тетрациклины (высокий уровень устойчивости);

– ко–тримоксазол (высокий уровень устойчивости, побочные эффекты);

– ампициллин внутрь (низкая биодоступность);

– ампиокс;

– клиндамицин;

Нередко встречаются ошибки в выборе дозы назначенного АБП без учета тяжести пневмонии. Согласно данным разных экспертов, в недостаточной суточной дозе АБП назначался не менее чем у 18-20% больных ВП. Стандартные дозы β–лактамов и других антибиотиков у пациентов с тяжелой ВП часто оказываются недостаточно эффективными. Наличие признаков сепсиса и септического шока при тяжелой ВП требует назначения более высоких доз β–лактамов (амоксициллин/клавуланат 1,2–2,4 г 2–3 раза/сут.; цефотаксим 2–3 г 2–3 раза/сут.) или левофлоксацина (500 мг 2раза/сут.). При тяжелой ВП дозирование АБП имеет свои особенности в отношении как суточных доз, так и кратности введения. Предпочтительным путем введения АП у данной категории пациентов является внутривенное введение.

Путь введения АБП определяется многими факторами, в том числе тяжестью пневмонии, состоянием пациента, фармакокинетической характеристикой АМП и др. Если в целом ряде ситуаций при инфекциях нижних дыхательных путей парентеральный путь введения не имеет альтернативы (нарушение сознания, стволовые расстройства с нарушением глотания, патология кишечника и др.), то в остальных случаях парентеральная АБТ требует определенных показаний и должна быть обоснованной, а не произвольной. При достижении клинического эффекта от парентеральной АБТ рекомендуется переход на оральную форму того же или сходного по антимикробному спектру другого антибиотика (ступенчатая терапия). Критериями для перехода с парентерального на оральный путь введения антибиотиков следует считать нормальные показатели температуры на протяжении 2–кратного измерения за последние 16 часов, нормальное количество лейкоцитов или тенденция к нормализации, субъективное улучшение (уменьшение кашля, одышки), стабилизация показателей дыхания и гемодинамики, отсутствие признаков нарушения всасывания [20]. Оптимальными сроками перехода с парентеральной на оральную терапию являются 48–72 часа. Для обеспечения комплайентности следует отдавать предпочтение антибиотикам с высокой биодоступностью и удобным режимом дозирования (1–2 раза/сут.). Таким требованиям отвечают современные респираторные фторхинолоны (левофлоксацин, моксифлоксацин). В то же время ошибочным является назначение АБП внутрь с целью «облегчить и упростить» лечение как для больного, так и для среднего медперсонала без учета конкретной клинической ситуации и фармакокинетики АБП. У больных с тяжелой пневмонией это может стать одной из причин недостаточного эффекта или вообще неэффективности лечения. Следует признать ошибочным назначение АБП внутрь при тяжелых пневмониях, особенно препараты с низкой биодоступностью (ампициллин, цефуроксим аксетил), что не позволяет достигать оптимальной концентрации АБП в крови. В то же время у больных нетяжелой ВП при отсутствии осложнений и фоновой патологии допустима оральная АБТ. В подобных ситуациях парентеральный путь введения АБП оказывается не только необоснованным, но и более дорогостоящим.

Наряду с серией ошибок при оценке эффективности АБП встречаются ошибки при коррекции АБТ, т.е. смене одного антибиотика на другой. При отсутствии данных микробиологического исследования принцип выбора АБП остается тем же самым, т.е. ориентировка на клиническую ситуацию с учетом, однако, неэффективности первоначального АБП и других дополнительных признаков. Отсутствие эффекта от первоначального антимикробного средства в известной степени должно быть дополнительным ориентиром, позволяющим обосновать выбор второго АБП. Так, отсутствие эффекта от β–лактамных АБП (пенициллины, цефалоспорины) у больного ВП позволяет предполагать или делает более вероятным предположение о легионелезной или микоплазменной пневмонии (с учетом, разумеется, других признаков). В свою очередь, это делает обоснованным назначение АБП из группы макролидов (азитромицин, кларитромицин и др.) или респираторных фторхинолонов (левофлоксацин, моксифлоксацин).

По различным данным, необоснованно длительная антибиотикотерапия проводится у 11,5%. Согласно рекомендациям IDSA/ATS (2007), больной ВП должен лечиться как минимум в течение 5 дней (уровень доказательности I), лихорадка должна стойко отсутствовать в течение 48–72 часов, при этом не должно быть более одного признака клинической нестабильности (уровень доказательности II). При высокой вероятности «атипичной» пневмонии рекомендуется более продолжительная АБТ, до 14 дней, хотя имеются данные об эффективности и более коротких курсов в подобных клинико–эпидемиологических ситуациях. Наличие таких признаков, как астения, субфебрилитет, неполное рентгенологическое разрешение пневмонии, отсутствие полного рентгенологического разрешения пневмонии и нормализации показателей скорости оседания эритроцитов (СОЭ) не должны являться показанием для продолжения АБТ и тем более для назначения другого АБП.

Весьма важным аспектом при оценке адекватности терапии внебольничной пневмонии с точки зрения следования клиническим рекомендациям, является выбор тех или иных рекомендаций для сравнения. Если в стране или регионе проведения исследования уже разработаны соответствующие рекомендации, то используются именно они. Если таких рекомендаций нет, то разумно использовать наработки соседних стран или международных обществ.

### 1.7. Заключение, выводы и предложения

В данном разделе в сжатом виде отражают следующие аспекты:

– полноту выполнения поставленных задач;

– основные выводы;

– выявленные ошибки и замечания;

– проблемы, возникшие при выполнении работы;

– предложения;

Следует отметить, что наиболее преемственным и логичным будет разработка локального протокола стартовой эмпирической терапии на основании полученных данных.

# Глава 2

## Пример анализа потребления антибиотиков при лечении пневмоний в условиях стационара Республики Беларусь

### Материалы и методы

Ретроспективное одномоментное поперечное исследование с описанием серии случаев было проведено путем анализа историй болезни и листов врачебных назначений пациентов, госпитализированных с основным клиническим диагнозом «пневмония» и получивших лечение в учреждении здравоохранения «Минская областная клиническая больница» в период с 1 января 2010 г. по 31 декабря 2010 г. Из историй болезни пациентов была выкопирована следующая необходимая информация:

1) Информация для стратификации пациентов: возраст; пол; род занятий; место проживания; сопутствующие заболевания; наличие при поступлении критериев тяжести, требующих госпитализации в отделение реанимации и интенсивной терапии (признаки сердечно-сосудистой и/или дыхательной недостаточности (систолическое АД ≤ 90 мм рт. ст. и/или диастолическое АД ≤ 60 мм рт.ст., частота дыхания ≥ 30 в минуту), многодолевое поражение, потребность в искусственной вентиляции, септический шок, нарушение сознания, кома); госпитализация в ОРИТ.

2) Информация о лечении: наименования, дозы, способы введения и длительность назначения всех антибактериальных средств. За цены на антибактериальные препараты и расходные материалы были взяты средние цены мелкооптового рынка по данным бюллетеня информационной службы «Фармсервис» от 1 июля 2010 года.

3) Информация об эффективности, неэффективности и исходах лечения: рентгенография и рентгеноскопия легких; исход на момент выбывания; длительность госпитализации.

На каждого пациента была заведена карта анализа типичной практики назначения антибиотиков при лечении ВП, куда вносилась вся выкопированная информация о пациенте. Для примера приведем одну из реальных карт.

## Карта № 31

| № истории болезни | № архивный | Ф.И.О. | |
|---|---|---|---|
| 2576 | 2788 | Микульчик Елена Григорьевна | |
| **Дата рождения** | **Пол** | **Род занятий** | **Место проживания** |
| 07.11.1929 | жен | пенсионерка | Червенский р-н., |
| **Учреждение здравоохранения** | | **Отделение** | **Время нахождения в стационаре** |
| МОКБ | | Пульмонологическое | 7.02.10-23.02.10г. |

| Предшествующая поступлению антибиотикотерапия | |
|---|---|
| | не проводилась |
| **Диагноз основной** | Внегоспитальная пневмония в нижней правого легкого, ДН 1 ст. |
| **Диагноз сопутствующий** | ИБС: кардиосклероз, HI. |

| Критерии тяжести пневмонии (на момент поступления) | | |
|---|---|---|
| **Лихорадка** | **Чсс** | **ЧД** |
| 37,7 °C | 90 в мин. | 18 в мин. |
| **АД** | **Уровень сознания** | **ОАК** |
| 120/90 мм.рт.ст | ясное | 8.02-L-12.7, СОЭ-50 |

| Обьем инфильтрата по данным R-графии ОГК или КТ ОГК |
|---|
| R-ОГК от 7.02.10 - пневмония в нижней доле справа |

### Бактериологическое исследование

| дата | среда | микроорганизм | чувствительность | устойчивость |
|---|---|---|---|---|
| 16.02.2010 | мокрота | Streptococcus pneumonia | линезолид, меропенем, имипенем, доксициклин | цефепим, цефоперазон, оксациллин, ампициллин |

| Лечение (наименование препарата, дозы, способы введения, длительность) |
|---|
| цефтриаксон 2.0 г в/в 1 р.д.- 7.02 - 12.02.10 / левофлоксацин 500 мг в/в 2 р.д.-7.02-12.02.10 цефепим 2.0 в/в 2 р.д. - 12.02.10 - 17.02.10 |

| Исход | R-графия ОГК на момент выписки |
|---|---|
| выписана | R-ОГК 22.02.10 - Инфильтрация разрешилась. Корни малоструктурные. |

Результаты исследования обработаны с применением компьютерного пакета Statistica 8.0. Описательная статистика проводилась для всех переменных. Количественные признаки, соответствующие нормальному распределению, описывались в виде минимального, максимального и среднего значений, стандартного отклонения; признаки, отличающиеся от нормального распределения – в виде медианы, 25%-го и 75%-го квартилей. Качественные признаки представлялись в виде долей (%) и абсолютных числах.

### Результаты исследования

На протяжении исследовавшегося временного интервала были выписаны 224 пациента с диагнозом «пневмония». 22 из них классифицированы как госпитальная пневмония в соответствии с критериями АТО (появление позднее 48 часов после госпитализации). В 17 случаях была доказана этиологическая значимость вируса гриппа H1N1-swine. Данные случаи не включены в настоящий анализ. Среди 185 отобранных историй болезни пациентов преобладали мужчины (55,1%), средний возраст пациентов составил 49 ± 14лет, срок пребывания в стационаре - 12 ± 5дня. У 78 пациентов (42,2 %) в наличии были сопутствующие заболевания, в том числе такие, как ишемическая болезнь сердца (ИБС), артериальная гипертензия (АГ), хроническая обструктивная болезнь легких (ХОБЛ), сахарный диабет.

На догоспитальном этапе антибиотикотерапия проводилась у 43 пациентов. Структура назначавшихся антимикробных средств представлена в (табл.1).

Таблица 1. Спектр назначавшихся антибиотиков на догоспитальном этапе

| Антибиотик | Частота назначений АМП (n=43) | |
| --- | --- | --- |
| | Абсолютное значение | % |
| Азитромицин | 16 | 8,6 |
| Амоксициллин | 10 | 5,4 |
| Амоксициллин/клавулонат | 6 | 3,2 |
| Мидекамицин | 5 | 2,7 |
| Левофлоксацин | 3 | 1,6 |
| Кларитромицин | 3 | 1,6 |

Спектр назначавшихся на догоспитальном этапе антибиотиков соответствует действующим рекомендациям за исключением случаев назначения мидекамицина, так как следует отдавать предпочтение наиболее изученным при ВП макролидам с улучшенными фармакокинетическими свойствами (азитромицин, кларитромицин) или благоприятным профилем безопасности и минимальной частотой лекарственных взаимодействий (джозамицин, спирамицин).

На стационарном этапе лечение в большинстве случаев проводилось в условиях отделения пульмонологии. На основании первичной или последующей госпитализации в ОРИТ 21 случай классифицирован как тяжелый (14 мужчин; средний возраст 49,2 лет).

В программах лечения использовалась терапия из 1-2 антибиотиков. Смена стартового режима антибиотикотерапии имела место в 29,4% случаев. Наиболее часто назначавшимися антимикробными средствами были: цефтриаксон – 70,8%, азитромицин – 31,3%, кларитромицин – 19,4%, левофлоксацин – 18,4% и ципрофлоксацин – 14,1% - (табл. 2).

*Таблица 1. Спектр назначавшихся антибиотиков на стационарном этапе*

| Антибиотик | Частота назначений АБП (n=185) | |
|---|---|---|
| | Абсолютное значение | % |
| Цефтриаксон | 131 | 70,8 |
| Азитромицин | 58 | 31,3 |
| Кларитромицин | 36 | 19,4 |
| Левофлоксацин | 34 | 18,4 |
| Ципрофлоксацин | 26 | 14,1 |
| Цефазолин | 13 | 7,1 |
| Моксифлоксацин | 11 | 5,9 |
| Дорипенем | 10 | 5,4 |
| Линезолид | 10 | 5,4 |
| Ванкомицин | 10 | 5,4 |
| Имипенем | 5 | 2,7 |
| Цефоперазон/сульбактам | 3 | 1,6 |

Комбинированную антимикробную терапию получали 73.6% пациентов. При этом наиболее часто назначаемыми схемами стартовой эмпирической антимикробной терапии являлись сочетания цефтриаксона с макролидами – 50,8% или фторхинолонами - 20% - (табл. 2).

*Таблица 2. Спектр режимов стартовой антибактериальной терапии*

| Антибиотик | Спектр стартовых схем (n=185) | |
|---|---|---|
| | Абсолютное значение | % |
| Цефтриаксон + Азитромицин | 58 | 31,3 |
| Цефтриаксон + Кларитромицин | 36 | 19,4 |
| Цефтриаксон + Левофлоксацин | 21 | 11,3 |
| Цефтриаксон + Ципрофлоксацин | 16 | 8,6 |
| Левофлоксацин | 13 | 7,1 |
| Цефазолин + Ципрофлоксацин | 10 | 5,4 |
| Моксифлоксацин | 10 | 5,4 |
| Дорипенем + Линезолид | 7 | 3,8 |
| Дорипенем + Ванкомицин | 6 | 3,2 |
| Имипенем + Ванкомицин | 5 | 2,7 |
| Цефоперазон/сульбактам + Линезолид | 3 | 1,6 |

В 21 случае при поступлении в ОРИТ пациентов в тяжелом септическом состоянии в программе деэскалационной терапии назначалась комбинация линезолида с дорипенемом или цефоперазоном / сульбактамом - 5,4 %, либо ванкомицина с имипенемом или дорипенемом - 5,9 %.

Имеются данные контролируемых клинических исследований о сравнимой со стандартным режимом терапии (комбинация β-лактамного антибиотика и макролида) эффективности монотерапии респираторными фторхинолонами (моксифлоксацин, левофлоксацин) при ВП. Однако, подобные исследования немногочисленны, поэтому более надежной является их комбинация с цефалоспоринами III поколения (цефотаксим, цефтриаксон). Представляется, что монотерапия респираторными фторхинолонами может быть допустима только при нетяжелой ВП и быстрой верификации агента и его спектра резистентности.

Проведенный АВС-анализ позволил выявить группы наиболее затратных антибактериальных препаратов и проанализировать степень концентрированности финансовых расходов. Наиболее затратными антимикробными химиопрепаратами были линезолид и дорипенем - 31.91% всех затрат. Третье место в структуре расходов занял левофлоксацин - 15.31% затрат, четвертое – цефтриаксон - 12.16% расходов. Было выявлено несоответствие денежных затрат и уровня потребления карбапенемов (дорипенем, имипенем) и оксазолидинонов (линезолид). Данный факт можно объяснить высокой стоимостью данных антибиотиков. Лидерами по потреблению стали - цефалоспорины, макролиды и фторхинолоны, при нулевом уровне использования аминопенициллинов – (табл. 3).

*Таблица 3. ABC-анализ*

| Антибиотик | Затраты на антибиотик (рубли) | Доля затрат (%) | Кумулятивный процент | Ранжирование по группам |
|---|---|---|---|---|
| Линезолид (зивокс) д/инф. | 14404800 | 16.27% | 16.27% | Группа А |
| Дорипенем (дорипрекс) д/инф. | 13850800 | 15.64% | 31.91% | |
| Левофлоксацин д/инф. | 13559700 | 15.31% | 47.22% | |
| Цефтриаксон д/и. | 10767120 | 12.16% | 59.38% | |
| Кларитромицин (клацид) д/инф. | 8911350 | 10.06% | 69.44% | |
| Моксифлоксацин (авелокс) д/инф. | 8124200 | 9.17% | 78.61% | |
| Азитромицин (сумамед) д/инф. | 7351300 | 8.3% | 86.91% | Группа В |
| Имипенем (тиенам) д/инф. | 4388500 | 4.95% | 91.86% | |
| Ванкомицин (ванкотим) д/и. | 1578500 | 1.78% | 93.64% | |
| Цефоперазон/суль-бактам (сульперазон) д/и. | 1321800 | 1.49% | 95.13% | |
| Ципрофлоксацин д/инф. | 1264800 | 1.42% | 96.55% | Группа С |
| Моксифлоксацин (авелокс) табл. | 1222600 | 1.38% | 97.93% | |
| Левофлоксацин капс. | 1148400 | 1.29% | 99.22% | |
| Цефазолин д/и. | 304200 | 0.34% | 99.56% | |
| Азитромицин капс. | 235875 | 0.26% | 99.82% | |
| Ципрофлоксацин капс. | 69300 | 0.079% | 99.90% | |

| | | | | |
|---|---|---|---|---|
| Кларитромицин табл. | 16170 | 0.019% | 100% | |
| Итого | 88519415 | 100% | | |

При анализе типичной практики назначения АБТ при внебольничной пневмонии в стационаре вполне достаточным является проведение VEN-анализа по формальным признакам. Опорным документом при присвоении индекса важности каждому применяемому АБП является действующий на территории Республики Беларусь (РБ) протокол диагностики и лечения пациентов с ВП (приказ министерства здравоохранения РБ от 19.05.2005 № 274 об утверждении клинических протоколов диагностики и лечения больных с неспецифическими заболеваниями органов дыхания). Следует также отметить, что белорусские протоколы по химиотерапии пациентов с ВП в стационаре, не имеют принципиальных отличий от аналогичных документов, действующих на территории РФ, а также клинических рекомендаций публикуемых (Европейским респираторным обществом) ЕРО. При выполнении исследования были получены следующие результаты VEN-анализа – (табл. 4).

*Таблица 4. VEN-анализ*

| Антибиотик | VEN (формальный - согласно приказу МЗ РБ от 19.05.2005 № 274 об утверждении клинических протоколов диагностики и лечения больных с неспецифическими заболеваниями органов дыхания) |
|---|---|
| Цефтриаксон д/и. | V |
| Азитромицин (сумамед) д/инф., капс. | V |
| Кларитромицин (клацид) д/инф., табл. | V |
| Левофлоксацин д/инф., капс. | V |
| Ципрофлоксацин д/инф., капс. | N |
| Цефазолин д/и. | N |
| Моксифлоксацин (авелокс) д/инф., табл. | V |
| Линезолид (зивокс) д/инф. | V |
| Ванкомицин (ванкотим) д/и. | V |
| Дорипенем (дорипрекс) д/инф. | V |
| Имипенем (тиенам) д/инф. | V |
| Цефоперазон/сульбактам (сульперазон) д/и. | V |

Примечания

1 - Антибиотик моксифлоксацин по своим характеристикам весьма близок к левофлоксацину и в протоколы не вошел из-за своей относительной новизны.

2 - Линезолид, дорипенем и цефоперазон/сульбактам являются антибиотиками

43

резерва и разрешены для применения в РБ при тяжелых пневмониях в программе деэскалационной терапии наряду с ванкомицином и имипенемом.

При оценке соответствия эмпирической антибиотикотерапии клиническим протоколам, был выявлен факт относительно частого назначения ципрофлоксацина - 14,1% и цефазолина - 7,1%. Использование в стартовых режимах ципрофлоксацина противоречит действующим клиническим рекомендациям (описаны случаи неэффективности терапии ВП, вызванной пневмококком), хотя в ряде случаев может быть оправдано у пациентов с сопутствующим ХОБЛ . В свою очередь, цефазолин неактивен против гемофильной палочки и уступает пенициллинам по действию на грамположительных возбудителей. Следовательно, практику назначения цефазолина и ципрофлоксацина для лечения ВП следует признать ошибочной, так как они не активны в отношении ключевых возбудителей ВП.

С целью выполнения фармакоэкономической оценки различных схем антибактериальной терапии пневмоний, были определены прямые расходы на проведение АБТ: стоимость антибактериальных средств и расходуемых материалов (одноразовые шприцы, иглы, системы для внутривенных вливаний, стерильные растворы, периферические катетеры). Использовали данные бюллетеня информационной службы «Фармсервис» от 1 июля 2010 года, в котором приведены цены мелкооптового рынка на антибиотики в белорусских рублях. В настоящей работе не рассматриваются другие аспекты фармакоэкономики: затраты рабочего времени персонала, частота осложнений, стоимость лечения этих осложнений.

Была произведена ценовая оценка всего спектра применённых АБП с указанием производителя и стоимости упаковки – (табл. 5).

*Таблица 5. Стоимость упаковки антибиотика*

| № | МНН | Антибактериальные препараты | Производитель | Цена (рубли) |
|---|---|---|---|---|
| 1. | Цефтриаксон | Цефтриаксон пор.д/и. 1 г факл. №10 | "Белмедпрепарат" (Беларусь) | 22100.00 |
| 2. | Азитромицин | Сумамед пор.д/инф. 0.5 г флак. №5 | "Pliva" (Хорватия) | 179300.00 |
| 3. | Азитромицин | Азитромицин 0.25 г | "Белмедпрепарат" | 8325.00 |

| | | капс. №6 | (Беларусь) | |
|---|---|---|---|---|
| 4. | Кларитромицин | Клацид пор.д/инф. 0.5 г флак. №1 | "AbbottLab" (Великобритания) | 55350.00 |
| 5. | Кларитромицин | Кларитромицин 0.25 г табл. №14 | "Фармлэнд" (Беларусь) | 6195.00 |
| 6. | Левофлоксацин | Левофлоксацин д/инф. 0.5%-100мл флак. №1 | "Белмедпрепарат" (Беларусь) | 44025.00 |
| 7. | Левофлоксацин | Левофлоксацин 0.25 г капс. №10 | "Белмедпрепарат" (Беларусь) | 23925.00 |
| 8. | Ципрофлоксацин | Ципрофлоксацин д/инф. 0.2%-100мл флак. №1 | "Фармлэнд" (Беларусь) | 1860.00 |
| 9. | Ципрофлоксацин | Ципрофлоксацин 0.25 г капс. №10 | "Белмедпрепарат" (Беларусь) | 1925.00 |
| 10. | Цефазолин | Цефазолин пор.д/и. 1 г факл. №10 | "Борисовский завод медпрепаратов" (Беларусь) | 7800.00 |
| 11. | Моксифлоксацин | Авелокс д/инф. 400 мг /250 мл флак. №1 | "Bayer" (Германия) | 232120.00 |
| 12. | Моксифлоксацин | Авелокс 0.4 г табл. №5 | "Bayer" (Германия) | 305650.00 |
| 13. | Дорипенем | Дорипрекс пор. д/инф. 0.5 г флак. №10 | "Janssenpharm" (Бельгия) | 1154233.00 |
| 14. | Линезолид | Зивокс д/инф. 2 мг/ 300мл флак. №10 | "Pfizer" (США) | 1800600.00 |
| 15. | Ванкомицин | Ванкотим пор. д/и. 0.5 г факл. №10 | "Union Korea pharm" (Ю. Корея) | 52615.00 |
| 16. | Имипенем | Тиенам пор. д/инф. 500мг /500 мг 20мл флак. №10 | "Merk sharp & dohme" (Нидерланды) | 585125.00 |
| 17. | Цефоперазон/ сульбактам | Сульперазон пор. д/и. 1000 мг/1000 мг факл. №1 | "Pfizer" (США) | 44060.00 |

Анализ данных позволяет сделать однозначный вывод о более благоприятном фармакоэкономическом профиле антибиотиков произведенных на территории РБ. В свою очередь, наибольшие затраты приходятся на антибиотики произведенные иностранными компаниями. Скорейшее освоение производства АБТ резерва отечественной фармацевтической промышленностью может быть одним из возможных путей в снижении цен на антибиотики.

Анализ данных позволяет сделать однозначный вывод о более благоприятном стоимостном профиле антибиотиков-генериков произведенных на территории РБ. В свою очередь, наибольшие затраты приходятся на антибиотики произведенные иностранными компаниями. Скорейшее освоение производства АБТ резерва отечественной фармацевтической промышленностью может быть одним из возможных путей в снижении цен на антибиотики.

При выполнении фармакоэкономической оценки АБТ пациентов с ВП важно рассматривать стоимость суточной и курсовой терапии, а не упаковки или флакона препарата. Для наглядности сравнения были оценены стандартные дозировки препаратов для взрослых и единая продолжительность (7 суток) курсовой терапии, что соответствует минимальным срокам применения практически всех антибиотиков, также указывался рейтинг назначений каждого из препаратов – (табл. 6).

*Таблица 6. Стоимость суточных и курсовых доз*

| Режимы дозирования антибиотиков | Суточная доза (гр.)/ Рейтинг назначений | Стоимость суточной дозы (рубли) | Стоимость на 7 дней лечения |
|---|---|---|---|
| Цефтриаксон 1.0 г в/м, в/в 2 р.д. | 2.0/59 | 4420.00 | 30940.00 |
| Цефтриаксон 2.0 г в/м, в/в 2 р.д. | 4.0/72 | 8840.00 | 61880.00 |
| Азитромицин (сумамед) 0.5 г в/в 1 р.д. | 5/41 | 35860.00 | 179300.00 |
| Азитромицин 0.5 г р.о. 1 р.д. | 0.5/17 | 2775.00 | 13875.00 |
| Кларитромицин (клацид) 0.5 г в/в 1 р.д. | 5/23 | 55350.00 | 387450.00 |
| Кларитромицин 0.5 г р.о. 2 р.д. | 1.0/13 | 1770.00 | 12390.00 |
| Левофлоксацин 0.5 г в/в 2 р.д | 0/22 | 88050.00 | 616350.00 |
| Левофлоксацин 0.5 г р.о. 2 р.д | 1.0/12 | 9570.00 | 66990.00 |
| Ципрофлоксацин 0.4 г в/в 2 р.д. | 0.8/17 | 7440.0 | 52080.00 |
| Ципрофлоксацин 0.5 г р.о. 2 р.д. | 1.0/9 | 770.00 | 5390.00 |
| Цефазолин 1.0 г в/м, в/в 3 р.д. | 3.0/13 | 2340.00 | 16380.00 |
| Моксифлоксацин (авелокс) 0.4 г в/в 1 р.д. | 4/7 | 232120.00 | 1624840.00 |
| Моксифлоксацин (авелокс) 0.4 г р.о. 1 р.д. | 0.4/4 | 61130.00 | 427910.00 |
| Дорипенем (дорипрекс) 0.5 г в/в 3 р.д. | 5/10 | 346270.00 | 423890.00 |
| Линезолид (зивокс) 0.6 г в/в 2 р.д. | 2/10 | 360120.00 | 2520840.00 |
| Ванкомицин (ванкотим) 1.0г в/в 3 р.д. | 0/10 | 31570.00 | 220990.00 |

| Имипенем (тиенам) 0.5 г в/в 3 р.д. | 5/5 | 175540.00 | 1228780.00 |
|---|---|---|---|
| Цефоперазон/сульбактам (сульперазон) 1.0 г в/в 2 р.д. | 2.0/3 | 88120.0 | 616840.00 |
| Примечание<br>Длительность лечения азитромицином (сумамедом) 5 дней. | | | |

При проведении антибактериальной терапии перорально стоимость лечения фактически сводится только к затратам на приобретение препарата. В большинстве случаев при терапии пневмоний антибиотики применяются парентерально, причем при пневмониях тяжелого течения предпочтителен внутривенный путь введения. Стоимость парентерального лечения антибиотиками значительно выше. Цена парентерального антибиотика в несколько раз превышает цену его пероральной формы. К прямым расходам на лечение, кроме стоимости ЛС, добавляется и стоимость его введения. Стоимость парентерального введения любого антибиотика в стандартных для него режимах дозирования варьирует в ценовых пределах от 1030 до 4640 белорусских рублей в сутки, не считая цены периферического катетера, который целесообразно устанавливать при терапии, планируемой на несколько дней – (табл. 7).

Таблица 7. Стоимость расходуемых материалов для парентерального введения АБП

| Расходуемые материалы | Стоимость (рубли) |
|---|---|
| Система для инфузионного введения | 1030.00 |
| Шприц 5 мл с иглой | 135.00 |
| Периферический катетер | 530.00 |
| Раствор хлорида натрия 0.9%-200 мл | 1550.00 |

Начальная терапия пневмоний практически всегда является эмпирической, а при среднем и тяжелом течении ВП нередко применяются сочетания антибиотиков, которые способны обеспечить эффективное подавление наиболее вероятных возбудителей. Такими комбинациями являются сочетания цефалоспоринов 3-го поколения (цефтриаксон) с макролидами (азитромицин или кларитромицин) либо респираторными фторхинолонами (левофлоксацин или моксифлоксацин). Следует отметить, что комбинации цефтриаксона с респираторными фторхинолонами значительно дороже сочетаний данного АБП с макролидами. Имеются данные контролируемых клинических исследований о сравнимой со стандартным режимом терапии (комбинация β-лактамного антибиотика и макролида) эффективности монотерапии респираторными фторхинолонами (моксифлоксацин, левофлоксацин) при ВП. Однако, подобные исследования немногочисленны, поэтому более надежной является их комбинация с цефалоспоринами III поколения (цефотаксим, цефтриаксон). Представляется, что монотерапия респираторными фторхинолонами может быть допустима только при нетяжелой ВП и быстрой верификации агента и его спектра резистентности – (табл. 8).

*Таблица 8. Стоимость сочетанной антибиотикотерапии ВП*

| Антибиотик | Доза | Стоимость в сутки (рубли) | | |
|---|---|---|---|---|
| | | препарат | расходный материал | всего |
| Цефтриаксон | 1.0/2.0 г в/м, в/в 2 р.д. | 4420.00/ 8840.00 | 1820.00 | 44650.00/ 49100.00 |
| + Азитромицин (сумамед) | 0.5 г в/в 1 р.д. | 35860.00 | 2580.00 | |
| Цефтриаксон | 1.0/2.0 г в/м, в/в 2 р.д. | 4420.00/ 8840.00 | 1820.00 | 9015.00/ 13435.00 |
| + Азитромицин | 0.5 г р.о. 1 р.д. | 2775.00 | | |
| Цефтриаксон | 1.0/2.0 г в/м, в/в 2 р.д. | 4420.00/ 8840.00 | 1820.00 | 64170.00/ 68590.00 |
| +Кларитромицин (клацид) | 0.5 г в/в 1 р.д. | 55350.00 | 2580.00 | |
| Цефтриаксон | 1.0/2.0 г в/м, в/в 2 р.д. | 4420.00/ 8840.00 | 1820.00 | 8010.00/ 12430.00 |
| + Кларитромицин | 0.5 г р.о. 2 р.д. | 1770.00 | | |
| Цефтриаксон | 1.0/2.0 г в/м, в/в 2 р.д. | 4420.00/ 8840.00 | 1820.00 | 96350.00/ 100770.00 |
| + Левофлоксацин | 0.5 г в/в 2 р.д. | 88050.00 | 2060.00 | |
| Цефтриаксон | 1.0/2.0 г в/м, в/в 2 р.д. | 4420.00/ 8840.00 | 1820.00 | 15810.00/ 20230.00 |
| + Левофлоксацин | 0.5 г р.о. 2 р.д. | 9570.00 | | |
| Цефтриаксон | 1.0/2.0 г в/м, в/в 2 р.д. | 4420.00/ 8840.00 | 1820.00 | 15740.00/ 20160.00 |
| + Ципрофлоксацин | 0.4 в/в 2 р.д. | 7440.0 | 2060.00 | |
| Цефтриаксон | 1.0/2.0 г в/м, в/в 2 р.д.. | 4420.00/ 8840.00 | 1820.00 | 7010.00/ 11030.00 |
| + Ципрофлоксацин | 0.5 г р.о. 2 р.д. | 770.00 | | |
| Левофлоксацин | 0.5 г в/в 2 р.д. | 88050.00 | 2060.00 | 90110.00 |
| Цефазолин | 1.0 г в/м, в/в 3 р.д. | 2340.00 | 1955.00 | 13795.00 |
| + Ципрофлоксацин | 0.4 г в/в 2 р.д. | 7440.0 | 2060.00 | |
| Моксифлоксацин (авелокс) | 0.4 г в/в 1 р.д. | 232120.00 | 1030.00 | 233150.00 |
| Моксифлоксацин (авелокс) | 0.4 г р.о. 1 р.д. | 61130.00 | | 61130.00 |

| Дорипенем (дорипрекс) | 0.5 г в/в 3 р.д. | 346270.00 | 4640.00 | 713090.00 |
|---|---|---|---|---|
| + Линезолид (зивокс) | 0.6 г в/в 2 р.д. | 360120.00 | 2060.00 | |
| Дорипенем (дорипрекс) | 0.5 г в/в 3 р.д. | 346270.00 | 4640.00 | 384435.00 |
| + Ванкомицин (ванкотим) | 1.0 г в/в 3 р.д. | 31570.00 | 1955.00 | |
| Имипенем (тиенам) | 0.5 г в/в 4 р.д. | 175540.00 | 4120.00 | 213185.00 |
| + Ванкомицин (ванкотим) | 1.0 г в/в 3 р.д. | 31570.00 | 1955.00 | |
| Цефоперазон/сульбактам (сульперазон) | 1.0 г в/в 2 р.д. | 88120.0 | 1820.00 | 452120.00 |
| + Линезолид (зивокс) | 0.6 г в/в 2 р.д. | 360120.00 | 2060.00 | |
| Примечание Стоимость расходных материалов не включает цену периферических катетеров. | | | | |

Ступенчатая терапия проводилась лишь в 8,1% случаев. Анализ данных позволяет говорить о крайне низкой частоте использования ступенчатой АБТ. И это при том, что ступенчатая АБТ без ущерба для эффективности позволяет сократить длительность пребывания пациента в стационаре, уменьшить частоту постинъекционных осложнений и расходы на лечение – (табл. 9).

Таблица 9. Стоимость курса (7 дней) АБТ монотерапии в различных режимах

| Антибиотик | Стоимость курсовой терапии (рубли) | | |
|---|---|---|---|
| | внутривенно | перорально | ступенчатый режим |
| Азитромицин (сумамед) | 192200.00 | | 85205.00 |
| Азитромицин | | 13875.00 | |
| Кларитромицин (клацид) | 405510.00 | | 180870.00 |
| Кларитромицин | | 12390.00 | |
| Левофлоксацин | 630770.00 | | 308610.00 |
| Левофлоксацин | | 66990.00 | |
| Ципрофлоксацин | 66500.00 | | 31580.00 |
| Ципрофлоксацин | | 5390.00 | |
| Моксифлоксацин (авелокс) | 1632050.00 | | 943970.00 |
| Моксифлоксацин (авелокс) | | 427910.00 | |

Так, при использовании левофлоксацина 7-дневная ступенчатая терапия одного больного обходится на 322160 рублей меньше, чем внутривенное лечение той же продолжительности. При 7-дневном ступенчатом лечении азитромицином обеспечивается снижение стоимости лечения больного на 106995 рублей по сравнению с курсовой внутривенной терапией. Таким образом, ступенчатая терапия по своей эффективности не уступает парентеральной антибактериальной терапии, но по стоимости ниже в среднем на 30-40%.

Только у 168 пациентов имелись положительные результаты микробиологического исследования, при этом более половины случаев, в соответствии с современными стандартами микробиологического исследования мокроты, следует классифицировать как выявление контаминантов. Среди этиологических агентов в 46 случаях (28,9 %) был выделен *S. pneumoniae*, в 12 случаях (6,5%) высевался *S. aureus*, 9 случаев (4,8%) были представлены грамотрицательными аэробными бактериями, в 4 случаях (2,2%) были выделены *K. Pneumoniae* и *P. Aeruginosa*, в 2 случаях был культивирован (1,1%) *A. Baumannii* – (табл. 10).

*Таблица 10 . Этиологическая структура*

| Микроорганизмы | Госпитализированные пациенты (n=185) | |
|---|---|---|
| | Абсолютное значение | % |
| S. pneumoniae | 46 | 28,9 |
| S. aureus | 12 | 6,5 |
| P. aeruginosa | 4 | 2,2 |
| K. pneumoniae | 4 | 2,2 |
| A. Baumannii | 2 | 1,1 |
| Грамотрицательные аэробные бактерии | 9 | 4,8 |
| Этиология не установлена | 108 | 58,4 |

## Заключение, выводы и предложения

Эмпирический выбор АБТ существенно не отличается от предусмотренного современными рекомендациями. Имеет место необоснованное использование цефазолина и ципрофлоксцина. Очень редка микробиологическая идентификация возбудителя. Частота использования ступенчатой АБТ крайне низка.

Экономический анализ позволяет сделать вывод об относительной достаточности финансовых ресурсов для проведения антибактериальной терапии ВП при соблюдении таких условий как ступенчатая терапия и адекватность клиническим рекомендациям.

Установлено, что пероральное применение антибактериальных средств наиболее экономично, однако более часто применяется парентеральное введение антибиотиков, которое нередко требует значительных финансовых затрат, особенно при использовании сочетания АБП. В связи с этим необходимо подчеркнуть, что в настоящее время имеются убедительные данные о безопасности ступенчатой антибактериальной терапии пневмонии. Ступенчатая АБТ может обеспечить эффективную терапию пневмоний. Экономически она более целесообразна. При ее использовании стоимость лечения снижается на 30–50%. Средняя продолжительность парентерального применения антибиотиков составляет 2–3 дня, а пероральная терапия проводится 5–7 дней. Длительная внутривенная терапия связана с увеличением продолжительности госпитализации и стоимости лечения, но не оказывает влияния на исходы лечения. Предпочтительной представляется комбинированная стартовая терапия цефтриаксоном с макролидом либо респираторным фторхинолоном, с фармакоэкономическим приоритетом в пользу первой схемы. На этапе парентерального применения антибиотиков в зависимости от выбранного препарата может использоваться внутривенный или внутримышечный путь введения.

Комплексный анализ фармакотерапии внебольничной пневмонии с применением клинико-экономических методов (анализа частоты назначений, ABC – анализа и VEN–анализа) позволяет проводить унифицированные исследования реальной практики лечения ВП в разных лечебных учреждениях Республики Беларусь и должен использоваться:

1. Для оценки соответствия АБТ национальным протоколам лечения ВП;

2. Для осуществления мониторинга за рациональным использованием антибиотиков в стационарных условиях;

3. Для выделения случаев нерационального применения АБП и своевременного принятия решений по их устранению;

4. Разработка оптимальных протоколов стартовой эмпирической антимикробной терапии ВП требует соответствующего проспективного контролируемого исследования;

На основании анализа полученных данных, разработан протокол стартовой эмпирической антибактериальной терапии внебольничной пневмонии у госпитализированных пациентов.

На основании результатов анализа потребления антибиотиков при ВП, определены наиболее рациональные схемы и режимы стартовой эмпирической антибактериальной терапии внебольничной пневмонии у госпитализированных пациентов с учетом их клинико-экономической эффективности и стратификации пациентов на целевые группы по степеням тяжести – (таблица 11).

Таблица 11. Стартовая эмпирическая терапия у госпитализированных пациентов

| Группа | Рекомендованные режимы терапии |
|---|---|
| Пневмония нетяжелого течения | Цефтриаксон 1.0 г 2 раза в сутки в/в, в/м ± азитромицин 0.5 г 1 раз в сутки внутрь |
| | Цефтриаксон 1.0 г 2 раза в сутки в/в, в/м ± кларитромицин 0.5 г 2 раза в сутки внутрь |
| | Левофлоксацин 0.5 г 1 раз в сутки в/в |
| | Моксифлоксацин 0.4 г 1 раз в сутки в/в |
| Пневмония тяжелого течения | Цефотаксим 2.0 г 2 раза в сутки в/в + азитромицин 0.5 г 1 раз в сутки в/в |
| | Цефотаксим 2.0 г 2 раза в сутки в/в + кларитромицин 0.5 г 2 раза в сутки в/в |
| | Цефотаксим 2.0 г 2 раза в сутки в/в + левофлоксацин 0.5 г 1 раз в сутки в/в |
| | Цефотаксим 2.0 г 2 раза в сутки в/в + моксифлоксацин 0.4 г 1 раз в сутки в/в |
| Примечания | |
| 1-при пневмониях нетяжелого течения и стабильном состоянии пациента рекомендуется сразу назначение препаратов макролидов и фторхинолонов внутрь. | |
| 2-при пневмониях тяжелого течения предпочтителен скорейший переход к ступенчатой терапии. | |

# СПИСОК ЛИТЕРАТУРЫ

1. Дремова, Н.Б. Региональные фармацевтические исследования / Н.Б. Дремова // Проблемы стандартизации в здравоохранении. — 1999. - № 4. - С. 101.

2. Воробьев, П.А. Подходы к разработке отраслевого стандарта «Проведение фармакоэкономических исследований, общие требования» /П.А. Воробьев, М.В. Авксетьева, С.А. Кобина// Проблемы стандартизации в здравоохранении. - 1999.-№ 4.-С. 99.

3. Петров, В.И. Прикладная фармакоэкономика /В.И. Петров// Учебное пособие для вузов. – М.: «ГЕОТАР-Медиа», 2005. С. 336.

4. Jewesson P. Economic impact of intravenous-to-oral antibacterial step-down therapy// Clin. Drug Invest. 1996; 11 (2):1–9.

5. Ansari F., Erntell M., Goossens H., Davey P. The European surveillance of antimicrobial consumption (ESAC) point-prevalence survey of antibacterial use in 20 European hospitals in 2006 // Clin Infect Dis. 2009. Vol. 49 (10). 1496–1504.

6. Омельяновский, В.В. Антибиотики в стационаре – проблемы и пути решения / В.В. Омельяновский, Ю.В. Попова // Педиатрия. 2001. № 1. С. 52-56.

7. Чучалин, А.Г. Внебольничная пневмония у взрослых: практические рекомендации по диагностике, лечению и профилактике/ А.Г. Чучалин, А.И. Синопальников, Л.С. Страчунский, Р.С. Козлов, С.А. Рачина, С.В. Яковлев//Пособие для врачей. - М., 2010.-с.8-9.

8. Colice G., Morley M., Asche C. et. al. Treatment costs of community-acquired pneumonia in an employed population // Chest. 2004. Vol. 125. P. 2140–2145.

9. Niederman M. Cost-effective antibiotic management of community-acquired pneumonia // Eur. Respir. Mon. 2004. Vol. 28. P. 198–210.

10. Guest J., Morris A. Community-acquired pneumonia: the annual cost to the National Health Service in the UK // Eur. Respir. J. 1997. Vol. 10. P. 704–708.

11. Яковлев, С.В. Критический анализ антибактериальных препаратов для исцеления инфекций в стационаре/ С.В. Яковлев // Consilium medicum.-2002. -Т4. №1.- С. 2230.

12. Hospital-acquired Pneumonia in Adults: Diagnosis, Assessment of Severity, Initial Antimicrobial Therapy, and Preventive Strategies. A Consensus Statement // Am J Respir Crit Care Med. – 1995. – 153 – P. 1711-1725.

13. Menendez R., Torres A., Zalacain R., et al. Risk factors of treatment failure in community acquired pneumonia: implications for disease outcome. Thorax 2004; 59: 960-5.

14. Рачина, С.А. Оценка адекватности медицинской помощи при внебольничной пневмонии в стационарах различных регионов РФ: опыт использования индикаторов качества /С.А. Рачина, Р.С. Козлов, Е.П. Шаль// Пульмонология. 2009, 3, 5.

15. Mortensen E.M., Restrepo M., Anzueto A., Pugh J. Effects of guideline-concordant antimicrobial therapy on mortality among patients with community-acquired pneumonia. Am. J. Med. 2004; 117: 726–731.

16. Marrie T.J., Wu L. Factors influencing in-hospital mortality in community-acquired pneumonia. A prospective study of patients not initially admitted to the ICU. Chest 2005; 127: 1260–1270.

17. Garcia-Vidal C., Fernandez-Sabe N., Carratala J. et al. Early mortality in patients with community-acquired pneumonia: causes and risk factors. Eur. Respir. J. 2008; 32: 733–739.

18. Meehan T. P., Fine M. J., Krumholz H.M., et al. Quality of care process and outcomes in elderly patients with pneumonia JAMA 1997; 278:2080.

19. Houck P.M., MacLehose R.F., Niederman M.S., et al. Empiric antibiotic therapy and mortality among Medicare pneumonia inpatients in 10 Western States: 1993, 1995, and 1997. Chest 2001; 119: 1420–6.

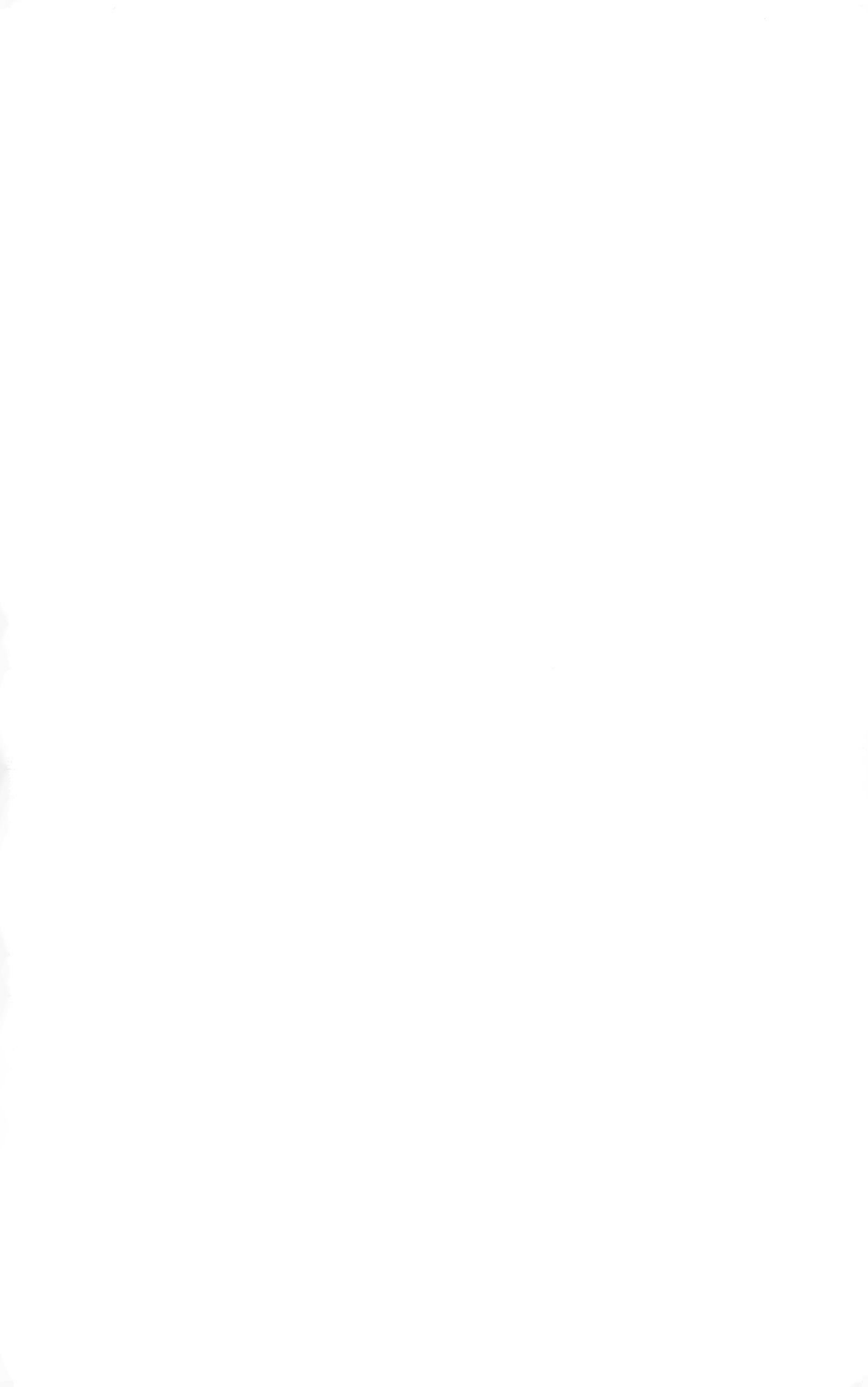

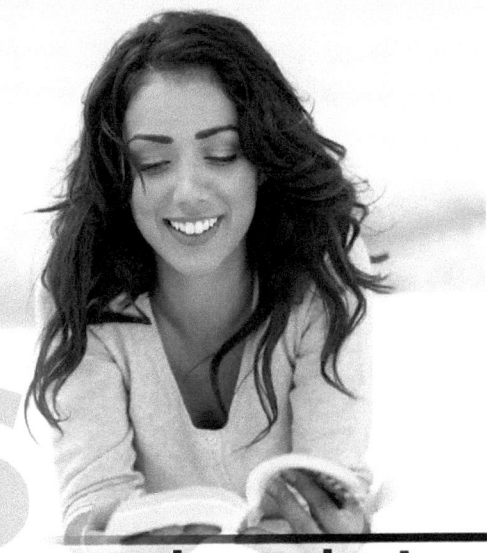
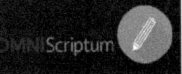